체지방 킬러 **케틀벨**
Fat Killer **Kettlebell**

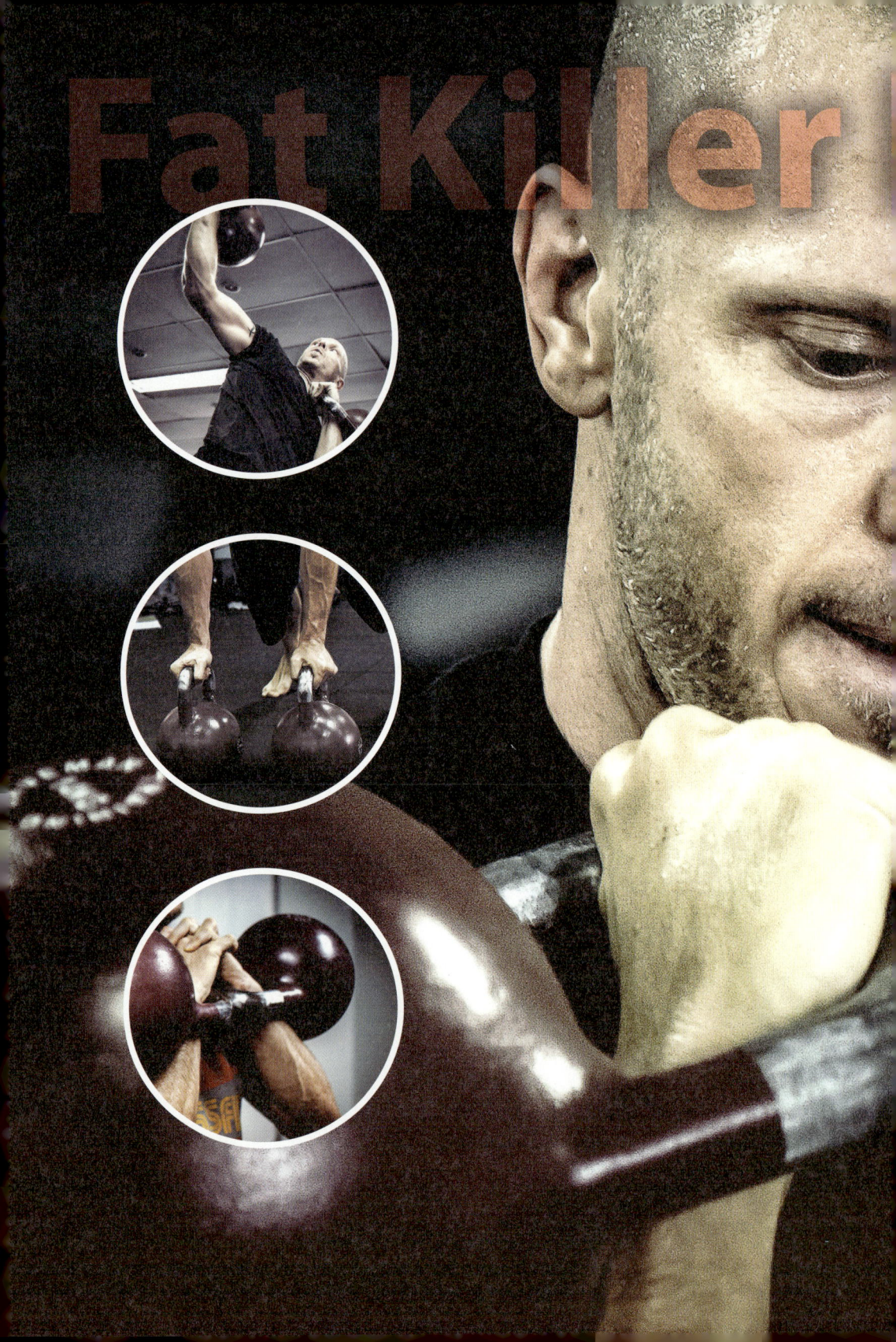

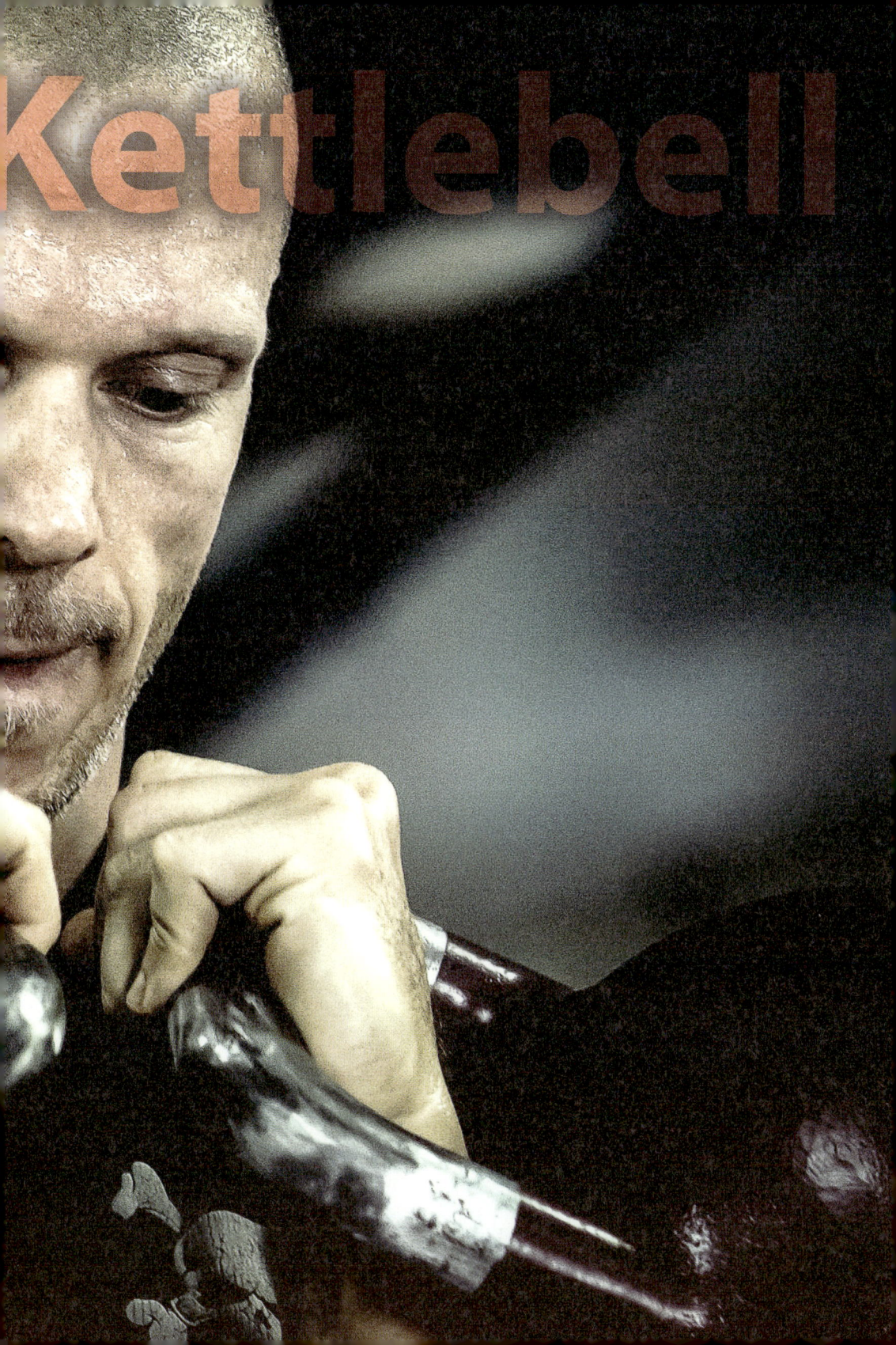

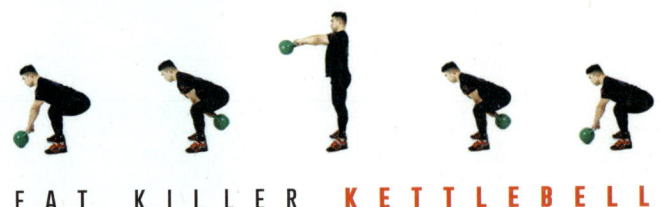

FAT KILLER **KETTLEBELL**

케틀벨 마스터가 전하는 **몸짱비법**
트레이너 도움없이 **건강한 몸** 만들기

체지방 킬러
케틀벨

조승호 지음

한솜미디어

Fat Killer

케틀벨 운동을 해야 하는 이유

현대인들은 생계를 위해 돈을 벌고, 음식도 섭취하며,
틈틈이 시간이 나면 건강을 위해 운동을 합니다.
지친 몸을 위해 휴식을 취하거나 여행이나 취미생활로 스트레스를 해소하며
에너지를 충전하죠. 대학 졸업 후 취업하고, 성공이라는 두 단어만 생각하며
열심히 살 때 우리의 몸은 지쳐 갑니다. 근력 저하, 영양 섭취 불균형,
스트레스로 인한 만성피로로 삶의 질이 떨어지면서 몸도 병들어 갑니다.
나이가 들면서 하나둘 이상이 생기는 몸을 볼 때면 그제야 자신이 건강관리를
어떻게 했는지 되돌아보게 됩니다. 운동으로 지친 몸을 단련하기 위해서
피트니스 센터에 등록하거나 의료기관을 찾아 건강검진을 받기도 합니다.
그럼 가장 경제적이며 가장 빠르고 효과적으로 내 몸을 위해 할 수 있는 운동은?

제가 16년 동안 헬스 트레이너로 근무하며 많은 회원을 지도하고 관리하며
접한 운동 중 가장 빠른 시간에 큰 비용 들이지 않고 최대한 효과를 얻을 수 있었던
운동이 '케틀벨'이었습니다. 아무리 작은 공간에서도 케틀벨만 있으면
전신의 근육을 단련시키고, 가장 많이 체지방을 감량했던 다이어트 운동 도구였으며
덤으로 체형까지 교정할 수 있었습니다.
그래서 단 한 번의 동작으로 수많은 근육의 안정성과 활동성을 강화할 수 있는 운동이
무엇일까 고민하다 생각한 것이 바로 케틀벨입니다.

Kettlebell

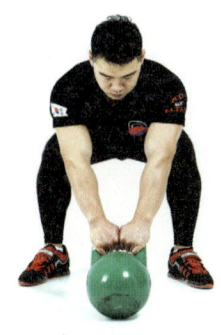

인간이 동물과 다른 점이 바로 생각하고 두 발로 걷는다는 것은 모두 아시죠?
그러나 그 두 발이 잘 걷기 위해 운동하는 것이 아니라 단지 체지방 감량과
근력 강화에 초점을 두고 웨이트머신과 트레드밀 위에서 오늘도 헛된 시간을 보내고
있지는 않으신지요?
신체의 수많은 관절과 근육들이 우리의 건강을 책임지고 있습니다.
케틀벨을 이용하여 짧은 시간 동안 많은 칼로리를 소모하며 근육량을 늘려
체지방을 감량하며 유연성·근지구력·심폐활량·민첩성·밸런스를 향상하는 것은 물론
덤으로 체형 교정까지!
돈은 짧은 기간에 많이 벌고, 음식은 빠른 시간에 많이 먹고 싶어 하는 사람들이
운동으로 짧은 기간 동안 큰 효과를 얻기 위한 노력은 하지 않고, 쉬운 운동부터 하며
'일단 등록부터 하고 다니다 보면 살이 빠지고 건강해지겠지…'라고 생각합니다.
어떤 기구나 도구보다 빠른 시간에 건강을 보장받고, 효과를 장담하는
케틀벨 운동으로 퍼스널 트레이닝(PT)의 유혹에서 벗어나세요.

다이어트에는 유산소 운동보다 근력 운동이 좋으며, 소 근육보다 대 근육 위주로,
운동을 처음 한다면 부위별 운동보다 전신운동으로 신체의 밸런스를 향상시키는
마법 같은 케틀벨로 지금 바로 시작합시다.

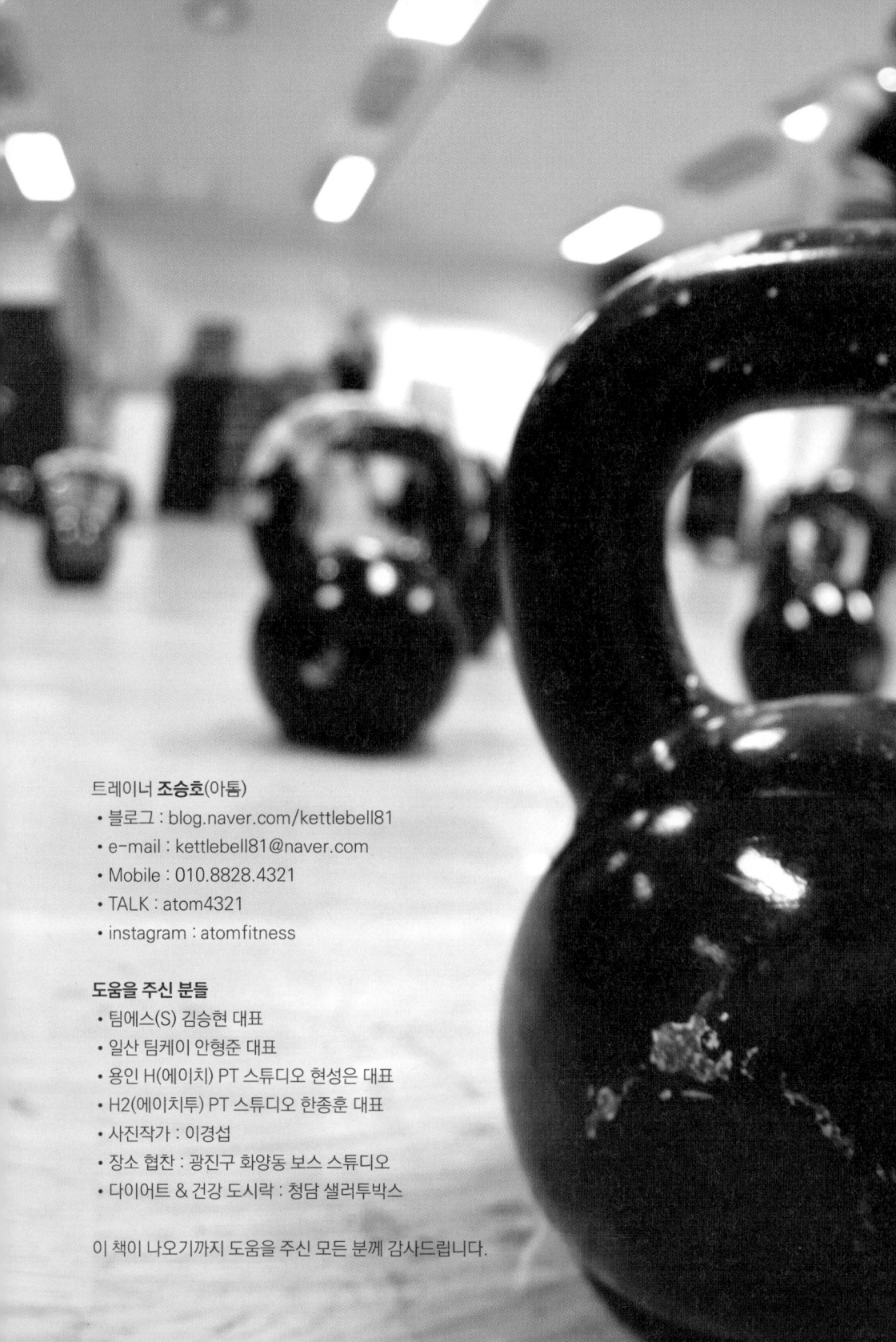

트레이너 조승호(아톰)
- 블로그 : blog.naver.com/kettlebell81
- e-mail : kettlebell81@naver.com
- Mobile : 010.8828.4321
- TALK : atom4321
- instagram : atomfitness

도움을 주신 분들
- 팀에스(S) 김승현 대표
- 일산 팀케이 안형준 대표
- 용인 H(에이치) PT 스튜디오 현성은 대표
- H2(에이치투) PT 스튜디오 한종훈 대표
- 사진작가 : 이경섭
- 장소 협찬 : 광진구 화양동 보스 스튜디오
- 다이어트 & 건강 도시락 : 청담 샐러투박스

이 책이 나오기까지 도움을 주신 모든 분께 감사드립니다.

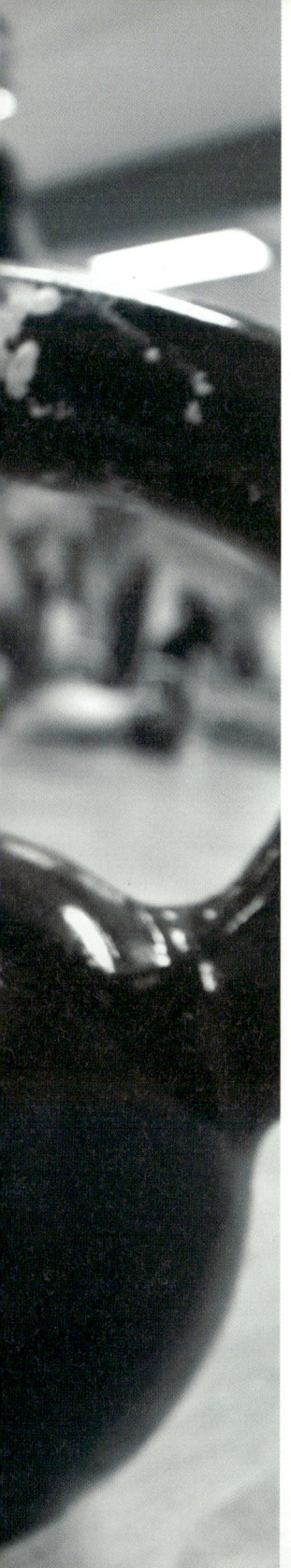

체지방 킬러 케틀벨

| 차 례 |

케틀벨 운동을 해야 하는 이유 / 10

이론편
- 01 케틀벨이란 _ 16
- 02 케틀벨의 종류 _ 17
- 03 케틀벨의 재질 _ 19
- 04 케틀벨 운동법 _ 20
- 05 케틀벨 사용법 _ 21
- 06 케틀벨 운동 원리 _ 22
- 07 케틀벨 운동의 장점 _ 23
- 08 스포츠 케틀벨·하드 케틀벨·피트니스 케틀벨 _ 24
- 09 케틀벨에 대한 오해 _ 26
- 10 케틀벨 운동을 위한 준비물 _ 27

실기편
- 01 맨손으로 하는 준비 운동 _ 30
- 02 근육의 긴장을 풀어주는 운동 _ 42
- 03 케틀벨을 이용한 준비 운동 _ 46
- 04 스윙(Swing) _ 51
- 05 스쿼트(Squat) _ 67
- 06 겟업(Get up) _ 80
- 07 윈드밀(Windmill) _ 92
- 08 케틀벨을 이용한 부위별 웨이트 운동 _ 97
- 09 케틀벨을 이용한 저글링 _ 117
- 10 케틀벨 리햅(Rehab) _ 123
- 11 케틀벨 코어 운동 _ 131
- 12 케틀벨을 이용한 웨이트 프로그램 _ 135
- 13 운동 목적에 따른 케틀벨 훈련 _ 144
- 14 다이어트 식단 _ 166

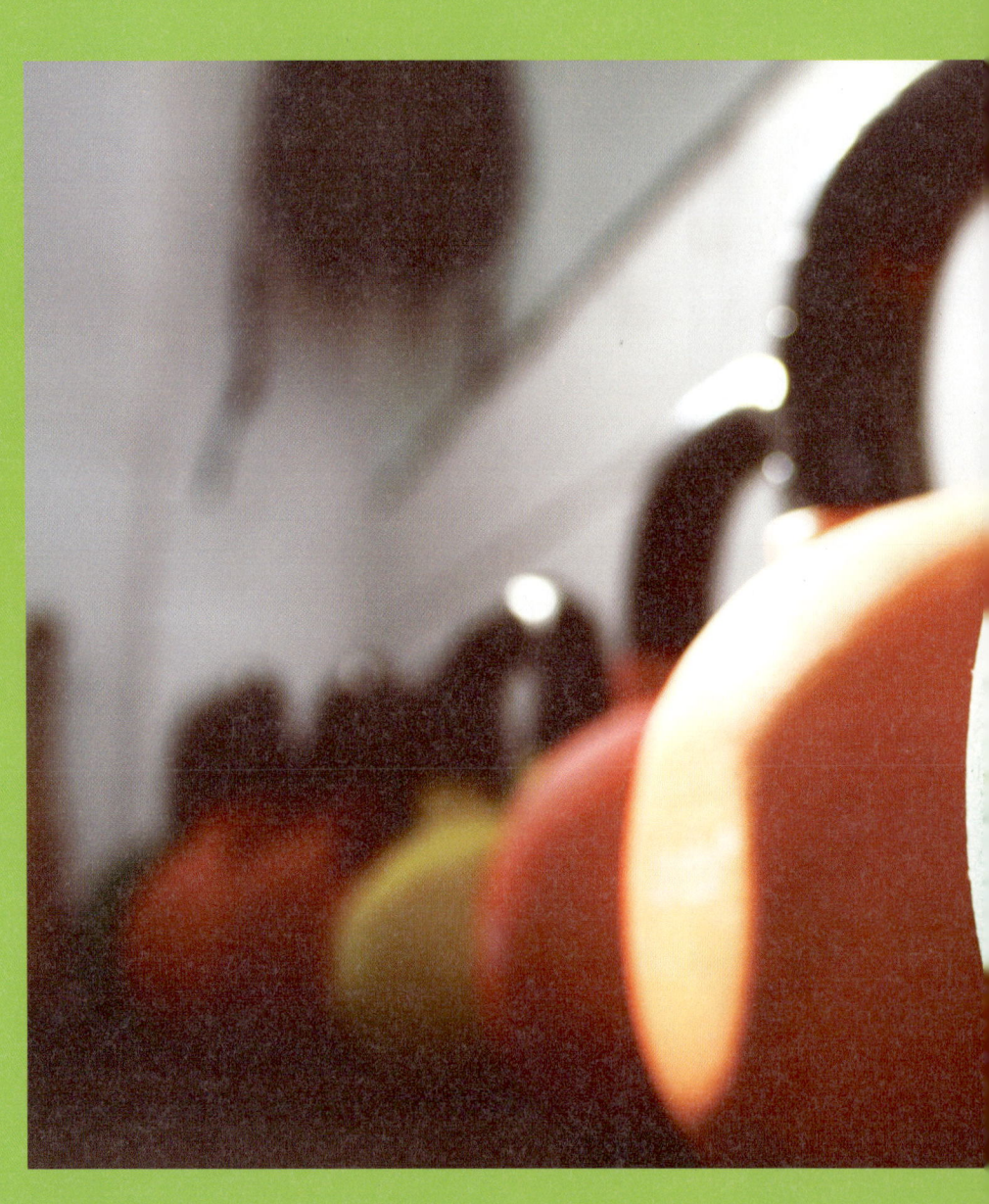

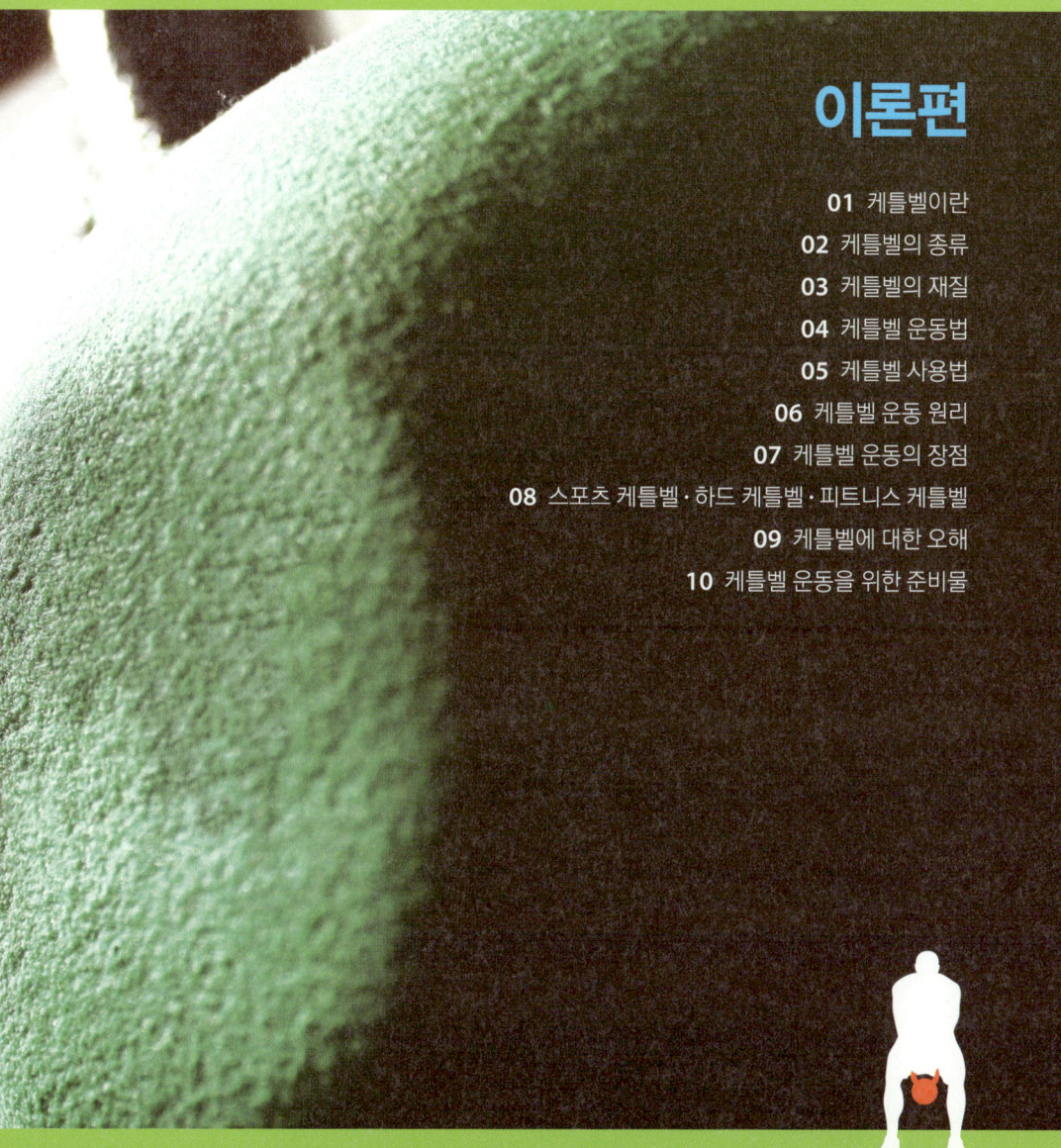

이론편

01 케틀벨이란
02 케틀벨의 종류
03 케틀벨의 재질
04 케틀벨 운동법
05 케틀벨 사용법
06 케틀벨 운동 원리
07 케틀벨 운동의 장점
08 스포츠 케틀벨·하드 케틀벨·피트니스 케틀벨
09 케틀벨에 대한 오해
10 케틀벨 운동을 위한 준비물

Fat Killer

 케틀벨이란

러시아에서 상인이나 농민들이 무게 측정용 쇠 구슬을 이용하여 힘 겨루기 하던 것이 발전하여 현재의 케틀벨 운동이 되었다. 주전자처럼 둥근 몸통에 손잡이가 달려 있는 케틀벨은 국내에 들어온 지 10년 정도 되었는데 그동안 많은 교육기관이 생겼으며 지금도 많은 사람들이 케틀벨을 이용하여 건강을 관리하고 있다.

피트니스 센터에서 케틀벨 운동을 할 수 있지만 전문 트레이너에게서 충분히 교육받는다면 크기가 작기 때문에 공간의 제약을 받는 집에서도 얼마든지 혼자서 트레이닝할 수 있는 점이 케틀벨의 가장 큰 장점이다.

다른 운동보다 칼로리 소모량이 많아 다이어트에 효과가 탁월하여 운동을 해본 사람이라면 누구나 한 번쯤 경험하며 트레이너라면 반드시 알아야 하는 운동이다.

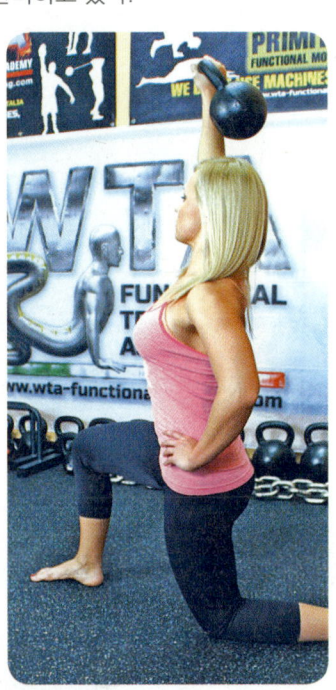

Kettlebell

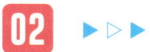 ## 케틀벨의 종류

현재 국내에 들어와 있는 케틀벨은 Hard Kettlebell과 세계대회에서 시합용으로 사용되는 Sports Kettlebell(컴피티션 케틀벨) 두 종류다.

Hard Kettlebell

하드 케틀벨은 손잡이(그립)가 곡선으로 주전자 손잡이 모양과 매우 흡사하다. 손잡이가 케틀벨의 몸통보다 크며, 중량이 높아질수록 몸통이 커지는 특징이 있다.

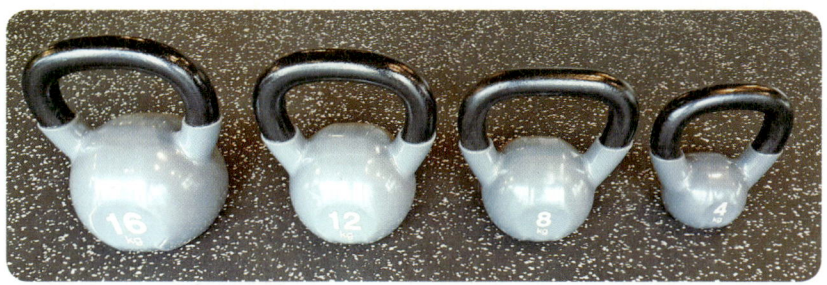

Sports Kettlebell

스포츠 케틀벨은 손잡이 부분이 하드 케틀벨에 비해 상대적으로 각이 져 있으며, 몸통이 손잡이보다 크고 둥근 것이 특징이다. 대회용으로 제작된 케틀벨로 중량에 관계없이 크기가 일정하다.

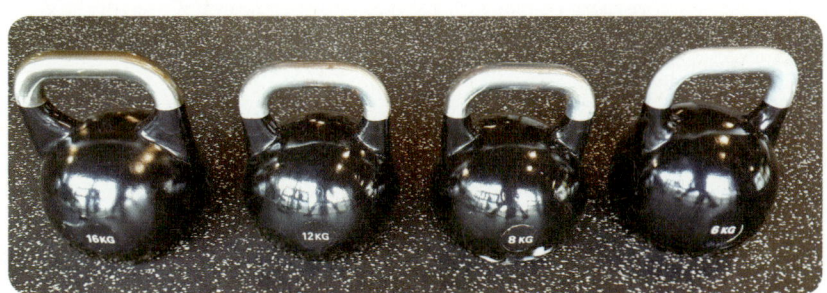

Fat Killer

- ▶ 대회용 케틀벨은 무게에 따라 색상이 다르다.
  16kg : 노란색 / **20kg** : 보라색 / **24kg** : 녹색 / **28kg** : 주황색 / **32kg** : 빨간색
- ▶ Kettlebell의 공통점은 둥근 몸통 위에 'U'자 모양의 손잡이가 있다는 것이다. 생산 지역이나 케틀벨 협회는 각기 다르지만 세계 어디서나 케틀벨 운동 도구를 떠올리면 비슷한 모양을 연상할 수 있으며 'U'자 모양의 손잡이를 잡고 운동하는 것이 가장 대표적이다.

Kettlebell

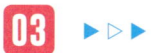 케틀벨의 재질

초창기의 케틀벨은 쇠로 만들어져 딱딱하고 투박한 모습이었으나, 현대의 케틀벨은 모양과 색깔이 화려하고, 고무로 코팅되어 안전성과 기능성을 추가했다.
다양한 색으로 코팅하여 시각적으로도 훌륭하며 필요에 따라 중량을 늘이거나 줄일 수 있는 케틀벨도 등장했다. 겉 표면을 가죽으로 만들거나 속을 구슬이나 모래를 넣어 중량을 맞춘 케틀벨도 있다.
필요한 수량이 많을 경우에는 주문 제작하기도 한다.

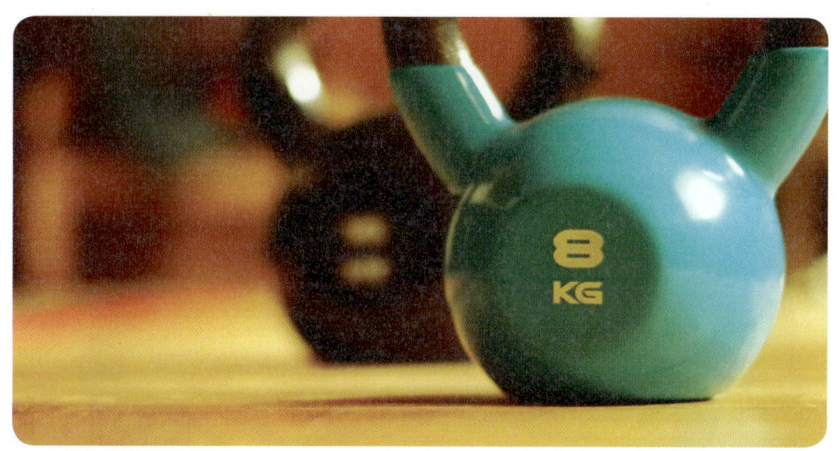

Fat Killer
케틀벨 운동법

케틀벨은 손잡이를 잡고 운동하는 대표적인 퍼스널 트레이닝(PT) 도구이며
좁은 장소에서도 전신운동이 가능하다. 근력 향상, 다이어트, 근지구력 향상, 순발력,
밸런스 트레이닝, 교정 운동 등 폭넓은 운동 효과 때문에 국내에 도입된 후
짧은 시간에 큰 인기를 누릴 수 있었다.
무엇보다 케틀벨의 가장 큰 인기 비결은 타 종목과 비교했을 때 같은 시간을 운동해도
2배 이상의 칼로리를 소모하는 것이다. 그래서 다이어터들에게 특히 인기가 많다.

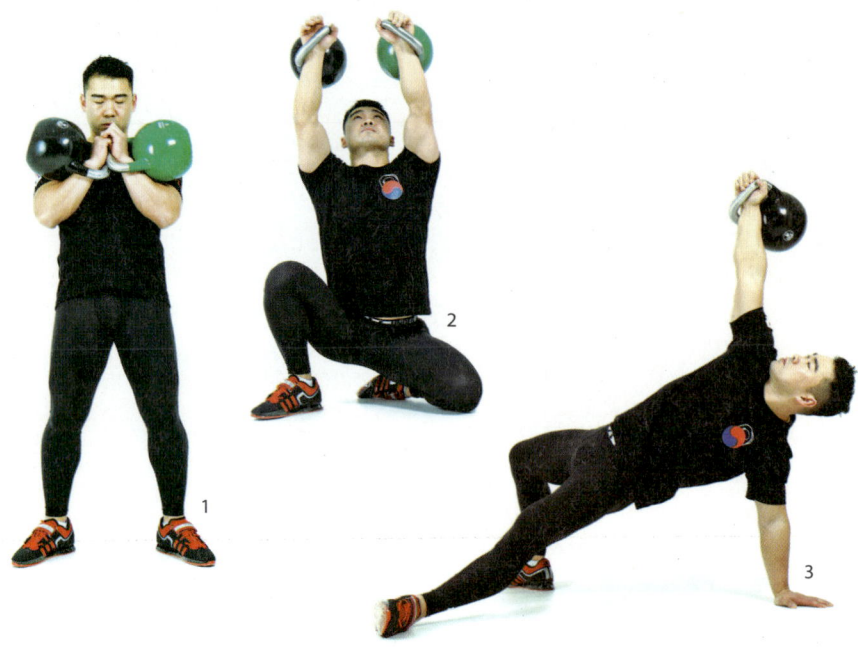

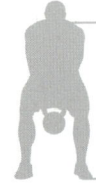

케틀벨의 운동 효과

1. 렉 포지션의 유연성과 지구력
2. 투 암 겟업은 코어의 안정과 근력 운동
3. 겟업은 전신의 기능을 향상시킴

Kettlebell

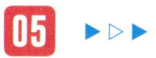

케틀벨 사용법

일반적인 웨이트 트레이닝의 2D 동작(수직 운동, 상하 운동, 좌우 운동)에서 벗어나 펑셔널 트레이닝(기능적 움직임)이 가능하므로 운동 효과는 무한대이다.
무겁고 어려운 동작들의 복합체이지만 제대로 된 교육이나 지식을 숙지하고 훈련한다면 운동 효과를 보장받을 수 있다.
어느 피트니스 센터를 가든 케틀벨이 비치되어 있으므로 케틀벨 지도자에게서 사용법을 충분히 숙지한 후 운동을 시작해야 하며, 딱딱한 금속 재질로 만들어져 있으므로 신체에 접촉 시 부상을 입을 수 있으니 주의해야 한다.

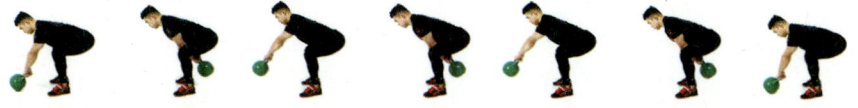

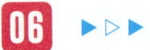 케틀벨 운동 원리

케틀벨의 특징은 움직임이 직선이 아닌 곡선 형태의 진자 운동이라는 점이다. 전신 특히 힙를 이용한 진자 운동 성격을 띠며, 평소에 다루기 힘들었던 무거운 쇳덩어리를 이용하기 때문에 일반적인 웨이트 트레이닝과 달리 운동법에 따라 어깨, 팔의 사용은 제한적이다.

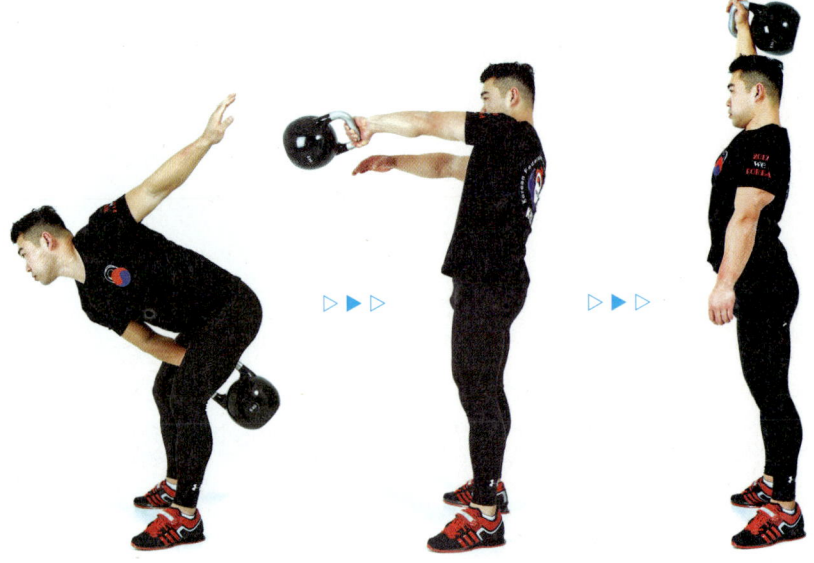

▶ 케틀벨 운동 중 '겟업'은 케틀벨의 대표적인 운동이며, 신체 균형 및 신경체계의 능력을 향상시킨다.
▶ 겟업은 신생아 때부터 '뒤집기 - 배밀기 - 엎드리기 - 쪼그려 앉기 - 서기'를 하듯이 전신을 통제하고 발달시키며 재활 운동으로써 신체의 리듬을 향상시킨다.

Kettlebell

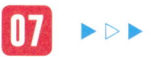 **케틀벨 운동의 장점**

웨이트 트레이닝은 대부분이 단순한 2D(수직·직선 왕복) 운동이지만 케틀벨 운동은 무게 중심이 자유롭게 바뀜에 따라 입체적인 3D 운동(직선 왕복, 곡선 왕복, 원)이 가능하다.
자신의 체중, 운동 경력 및 능력, 운동 방법에 따라 적절한 무게의 케틀벨을 선택하며, 고강도 트레이닝에서 재활 트레이닝(교정 운동)에 이르기까지 연령과 성별에 관계없이 운동법만 숙지하면 모든 운동이 가능하다.

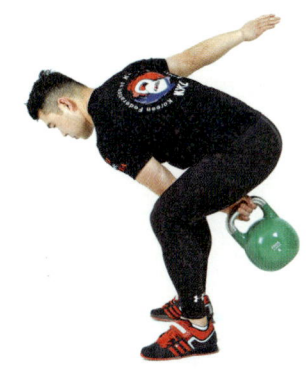

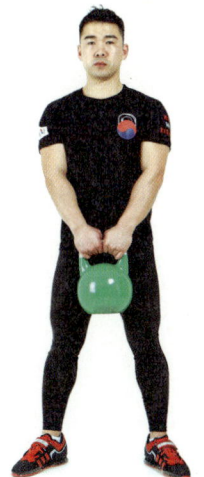
오버 그립

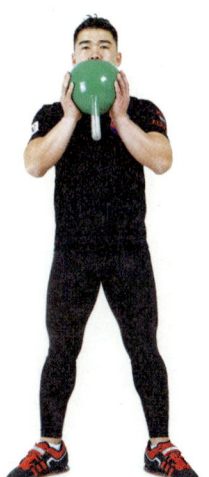
가블릿 그립

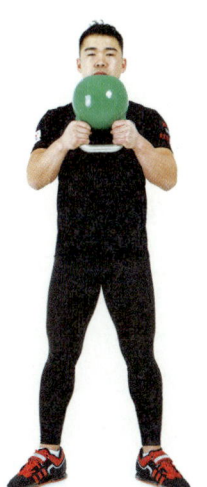
혼 그립 I
(무게 중심 위쪽 위치)

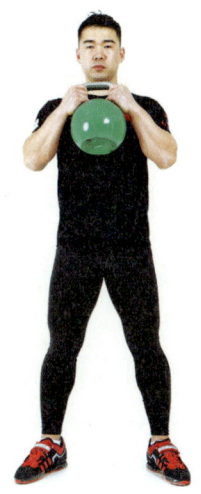
혼 그립 II
(무게 중심 아래쪽 위치)

▶ 케틀벨 그립을 잡는 형태에 따라 운동 방법이 세분화된다.

Fat Killer

스포츠 케틀벨 · 하드 케틀벨 · 피트니스 케틀벨

스포츠 케틀벨(Sports Kettlebell)

케틀벨 대회는 스내치(Snatch), 롱싸이클(Long Cycle), 클린 앤 저크(Clean and Jerk) 세 종목이 있는데 10분 동안 정확한 자세로 얼마나 더 많은 횟수를 기록하느냐 하는 스포츠 경기이다.

아마추어 경기는 남자 24kg, 여자 16kg의 케틀벨을 사용하는데 최소 중량 규정을 따라야 하며, 10분 동안 파워, 지구력, 유연성을 필요로 하는 힘든 경기이므로 케틀벨을 접하지 않은 경우 오랜 기간 훈련과 고도의 테크닉을 필요로 한다. 국내에는 대한케틀벨리프팅협회(KFKL)가 세계대회에 참가할 선수를 발굴 및 육성하고 있으며, 2017년에는 국내에서도 세계대회를 개최하여 케틀벨의 저변 확대를 위하여 심혈을 기울이고 있다.

▶ 스포츠 케틀벨 종목은 스윙(Swing)이라는 동작을 모티브로 한다고 해도 과언이 아니며 10분 동안 시합하는 롱싸이클(Long Cycle = 클린 앤 저크) 경기에서도 스윙 동작을 부드럽게 실시해야 한다.

하드 케틀벨(Hard Kettlebell)

스포츠 케틀벨과 피트니스 케틀벨이 국내에 알려지기 전 가장 먼저 알려진 케틀벨 운동이다. **RKC** Kettlebell의 수장인 파벨 차졸린이 미국으로 건너가 **SFG**라는 단체를 설립했고, **SFG**는 국내에서도 매년 1회 교육을 진행하여 많은 사람들이 도전하고 있다.

피트니스 케틀벨(Fitness Kettlebell)

피트니스 케틀벨은 하드 케틀벨이나 스포츠 케틀벨보다 운동 강도가 낮아 일반인도 누구나 쉽게 따라할 수 있는 운동(자세 및 훈련법)으로 가정이나 피트니스 센터(GYM)에서 가장 많이 이용하는 케틀벨 운동이다. 피트니스 케틀벨 운동은 하드 케틀벨과 스포츠 케틀벨 모두 사용 가능하며

Kettlebell

중량과 크기에 구애받지 않는다.
피트니스 케틀벨의 대표적인 운동은 스윙(Swing), 스쿼트(Squat),
윈드밀(Windmill), 겟업(Get up)이 있으며, 그 외에도 케틀벨을 이용한
부위별 웨이트 트레이닝과 근막, 근육 이완법 등 다양하다.

▶ 케틀벨을 이용하여 근막, 근육 이완 운동을 할 때는
   케틀벨 몸통이 손잡이보다 큰 스포츠 케틀벨이 더 적합하다.

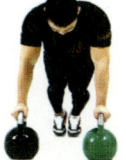 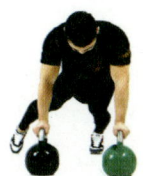 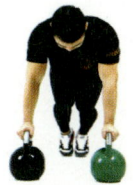 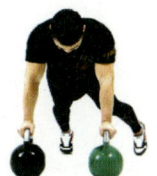

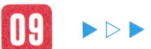

케틀벨에 대한 오해

케틀벨은 딱딱한 금속 재질이다. 스윙 및 기타 케틀벨로 하는 운동을 하면
손에 딱딱한 굳은살이 생길까 고민하는 분들이 있는데 절대 그렇지 않다.
굳은살은 스내치, 롱싸이클, 클린 앤 저크처럼 케틀벨 그립과 손바닥의 마찰이 생기는
스포츠 케틀벨 운동을 할 때만 생긴다.
피트니스 케틀벨을 할 때에는 손에 굳은살이 생기지 않는다.

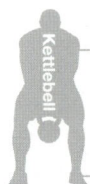

여성들의 경우 오랜 시간 동안 금속을 이용하여 운동하면 손바닥에
굳은살이 생길 수 있으므로 장갑(스포츠 글러브)을 착용하기도 한다.

Kettlebell

 **케틀벨 운동을 위한 준비물**

1. 케틀벨 선택

케틀벨을 고를 때는 무게가 가장 중요하다. 덤벨(아령)과 달리 무게의 중심이 아래로 향하는 케틀벨은 같은 무게의 덤벨보다 무겁게 느껴지므로 다루기 쉽지 않다.
초급 여성의 경우 스윙·스쿼트는 6~8kg으로, 상급자의 경우 12~16kg을 선택한다.
초급 남성의 경우 스윙·스쿼트는 12kg를 선택하고, 운동 효과와 난이도에 따라 16kg, 20kg의 케틀벨을 사용한다.
중량의 선택은 자유지만 운동법을 정확하게 숙지한 후 운동해야 운동 효과를 보장받을 수 있다.

2. 케틀벨 구입

오프라인 매장과 온라인(인터넷)에서 구매 가능하며, 가격은 천차만별이다.
컴피티션 케틀벨(스포츠 케틀벨)의 경우 1kg에 3,000~3,500원 정도이며, 하드 스타일 케틀벨은 컴피티션 케틀벨(스포츠 케틀벨)보다 저렴하다.

3. 신발(운동화)

케틀벨 운동은 기구를 사용하지 않고 프리 웨이트처럼 자유로운 방향 전환과 다양한 운동법을 구사하므로 하체의 안정성이 중요하다. 지면에 착지가 잘되고, 자세의 안정성이 보장될 때 케틀벨 운동이 효과적으로 진행되므로 바닥이 딱딱하고 평평한 역도화(크로스 핏 운동화)를 신거나 맨발로 운동하는 모습을 볼 수 있다.
운동화 밑 부분이 볼록 튀어나오거나 쿠션(에어)감이 있다면 발목이 불안정하여 케틀벨 운동 시 자세 불안정으로 중심이 흔들려 부상을 당할 수 있다.

4. 복장(운동복)

자신의 신체보다 큰 운동복을 착용할 경우
정확한 자세를 취할 수 없거나 운동 중 불편할 수 있으니
상의는 신체에 꼭 맞는 반팔 티셔츠를 착용하고,
하의는 주머니가 없고 신축성이 좋은 것을 입는다.

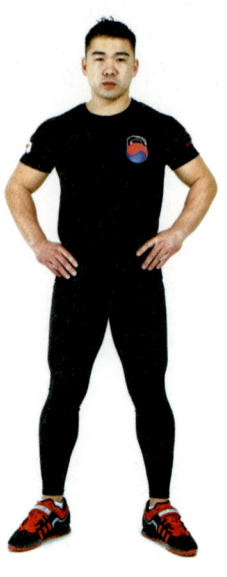

▶ 케틀벨 운동은 칼로리 소모가 많아 땀을 많이 흘린다.
 피트니스 센터에서는 단체 세탁으로 운동복을
 관리하므로 위생상의 문제가 있을 수 있다.
 운동 중 땀을 흘려 운동복이 젖을 경우 체온 유지가
 어렵고, 운동복의 통풍이 제대로 되지 않을 경우 땀
 때문에 (노폐물 배출로 인한) 피부 트러블이 생길 수
 있다.

5. 손목 보호대

스포츠 케틀벨 운동 시 손잡이가 손바닥 안에서 회전하므로 손바닥에 굳은살이
생기며, 케틀벨이 손목과 전완 부분에 닿을 때 '쿵' 하면서 떨어질 수 있다.
초보자들의 경우 통증이 생길 수 있으므로 손목 보호대를 착용하면 좋다.
피트니스 케틀벨 운동 중 겟업이나 윈드밀 운동 시 케틀벨이 손목과 전완 부분에
닿으므로 손목 보호대를 착용해도 좋다.

6. 기타 장비류

케틀벨 선수들은 부상으로부터 스스로 자신의 몸의 보호해야 한다.
또한 오랜 시간 운동으로 손에서 땀이 날 경우 케틀벨을 떨어트릴 수 있으므로
미끄럼 방지를 위해 '탄마 가루(하얀 가루)'를 사용하거나 허리 보호를 위해
'역도 벨트'를 착용하기도 한다. 그러나 피트니스 케틀벨을 할 때는
탄마 가루나 역도 벨트는 사용하지 않는다.

▶ 케틀벨 선수들은 **무릎 보호대**와 **팔꿈치 보호대**를 착용하기도 한다.

실기편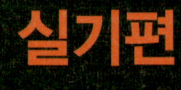

01 맨손으로 하는 준비 운동
02 근육의 긴장을 풀어주는 운동
03 케틀벨을 이용한 준비 운동
04 스윙(Swing)
05 스쿼트(Squat)
06 겟업(Get up)
07 윈드밀(Windmill)
08 케틀벨을 이용한 부위별 웨이트 운동
09 케틀벨을 이용한 저글링
10 케틀벨 리햅(Rehab)
11 케틀벨 코어 운동
12 케틀벨을 이용한 웨이트 프로그램
13 운동 목적에 따른 케틀벨 훈련
14 다이어트 식단

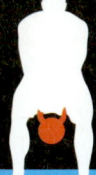

Fat Killer

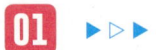 ▶▷▷ **맨손으로 하는 준비 운동**

전신의 근육을 사용하는 케틀벨 운동은 특히 신체의 후면 근육을 많이 사용한다. 어깨 안정화와 골반 움직임이 중요한 운동이므로 이 부분의 스트레칭을 충분히 하여 부상을 예방해야 한다.

스트레칭 순서

1. 목

① 좌우·앞뒤로 목을 젖혀 근육을 이완시킨다.

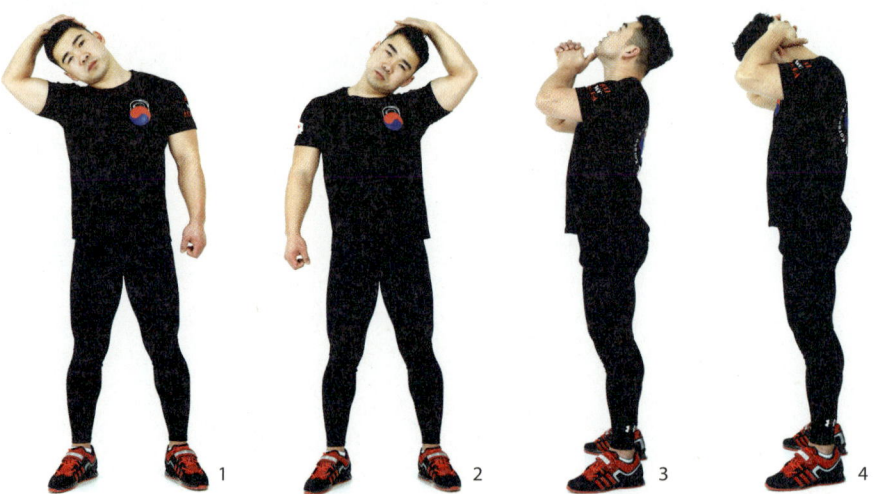

Kettlebell

② 목을 좌우로 천천히 돌린다.

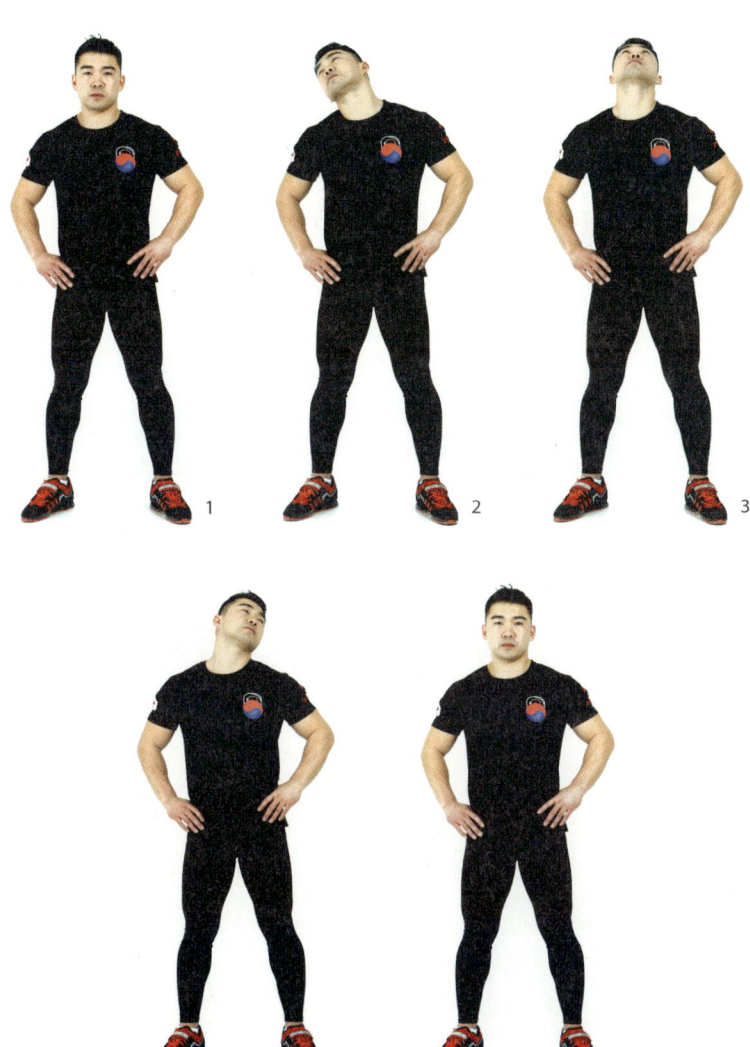

2. 어깨

① 양팔을 옆으로 쭉 뻗은 다음 상체를 좌우로 틀어준다.

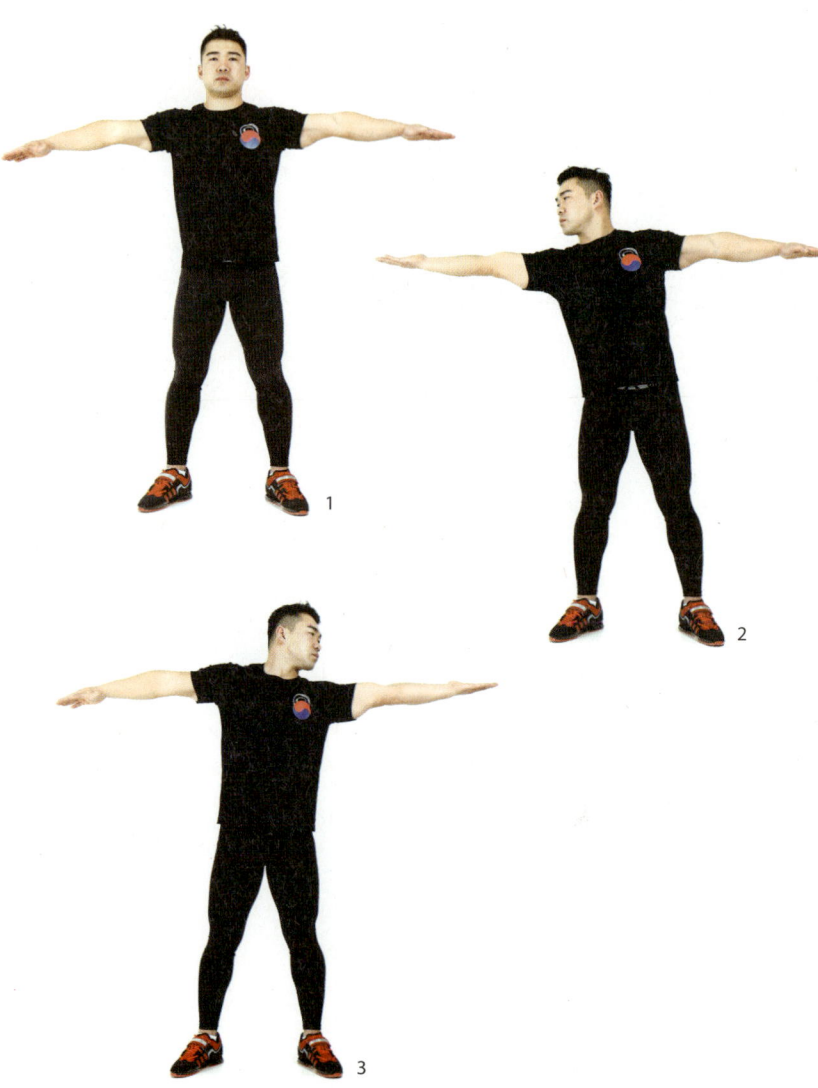

Kettlebell

② 양팔을 옆으로 쭉 뻗어 천천히 원을 그린다. 원을 점점 크게 만들며 앞으로 돌린 후 뒤쪽으로도 스트레칭한다.

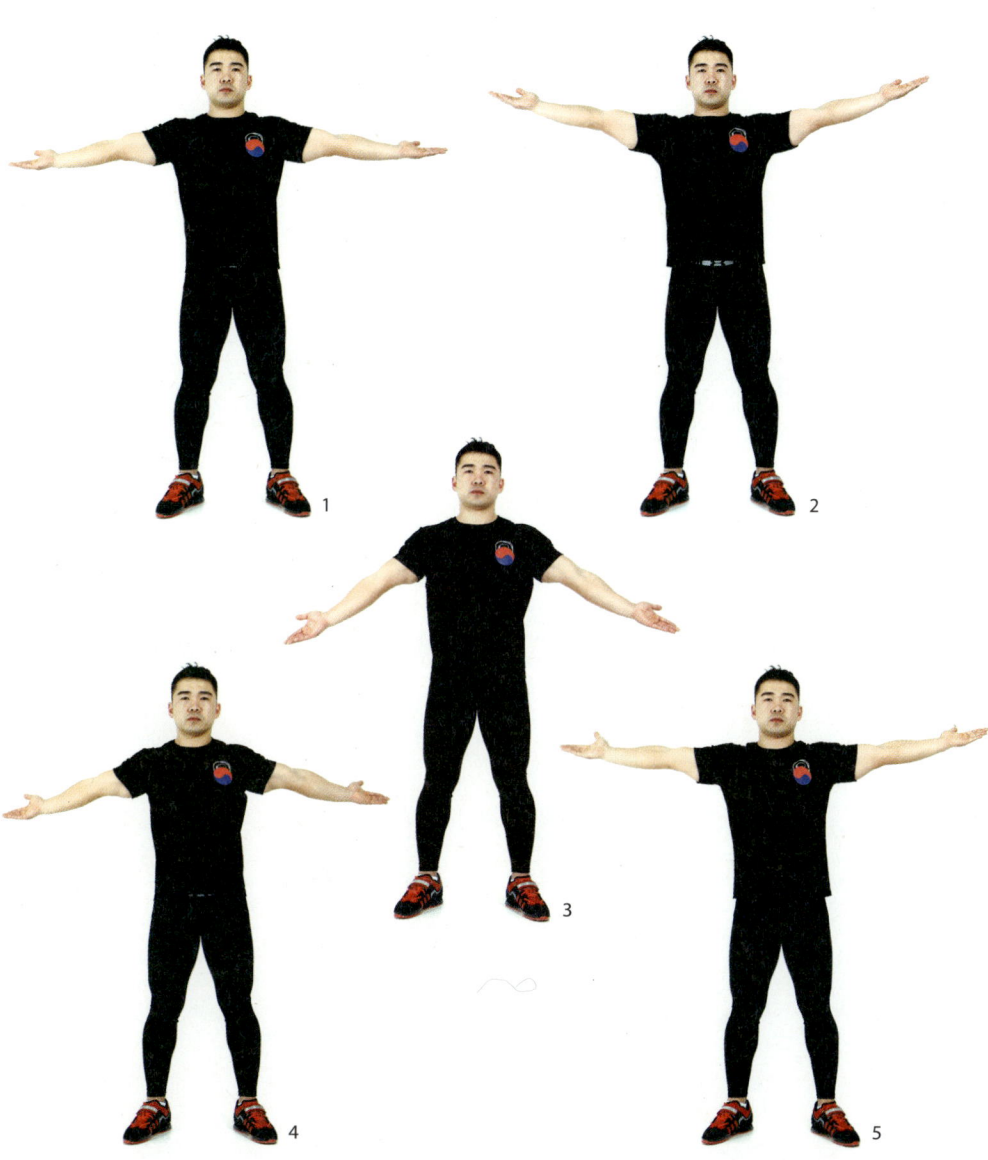

Fat Killer

③ 팔꿈치를 머리 뒤로 굽혀 반대편 손으로 팔꿈치를 잡아당긴다. 이 동작은 등 근육과 삼두근육 (팔 뒤쪽 근육)을 부드럽게 만들어 어깨 근육의 움직임도 부드러워진다.

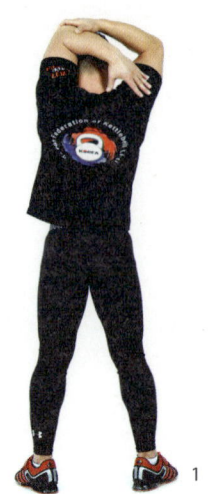
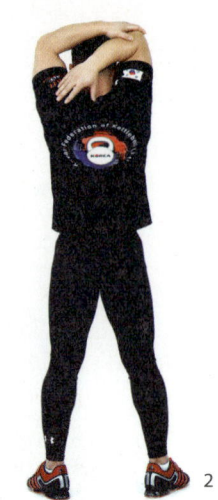

3. 팔꿈치

양팔을 앞으로 나란히 편 후 팔꿈치를 몸 쪽으로 당기며 굽혀 회전한다.

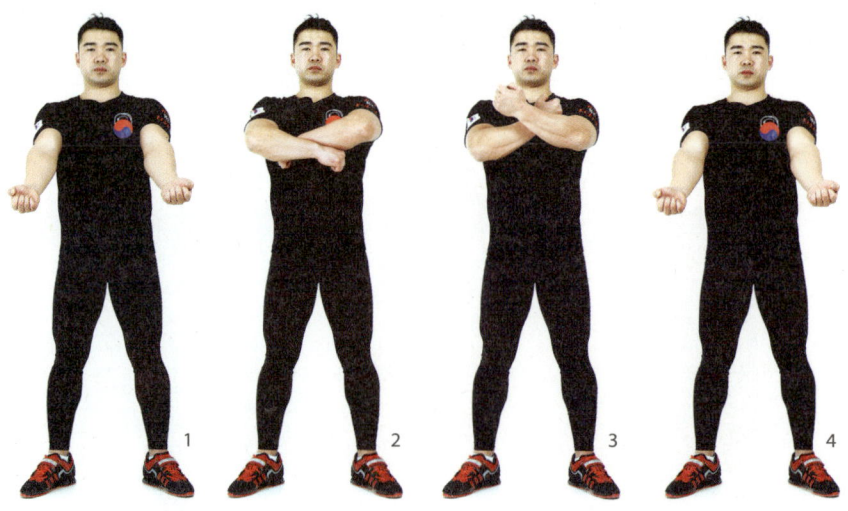

Kettlebell

4. 손목

계란을 가볍게 쥔 것처럼 주먹을 쥐고 좌우로 돌린다.

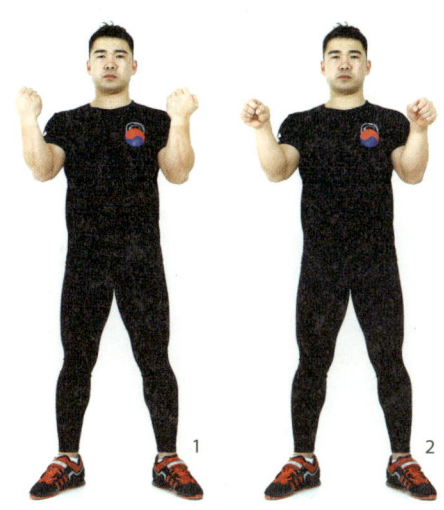

5. 허리

① 깍지를 낀 후 만세 동작을 하고 좌우로 상체를 젖혀 외복사근(측면 복근)과 늑골 사이사이 근육(늑간근=갈비사이근)들의 움직임을 부드럽게 만든다.

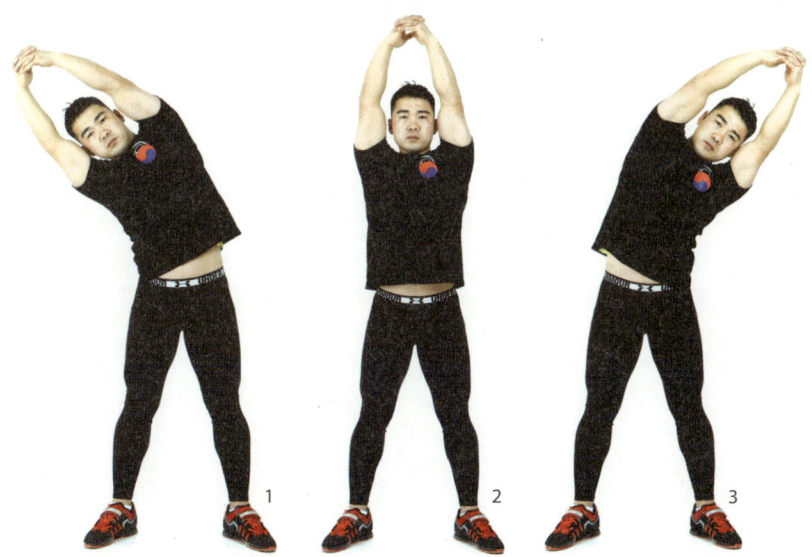

▶ 윈드밀 운동 시 외복사근은 중요한 역할을 한다. 신체의 신전(늘여서 펼침)과 회전 시 유용하게 작용한다.

Fat Killer

② 허리를 좌우·앞뒤로 회전하여 허리의 움직임을 부드럽게 만든다.

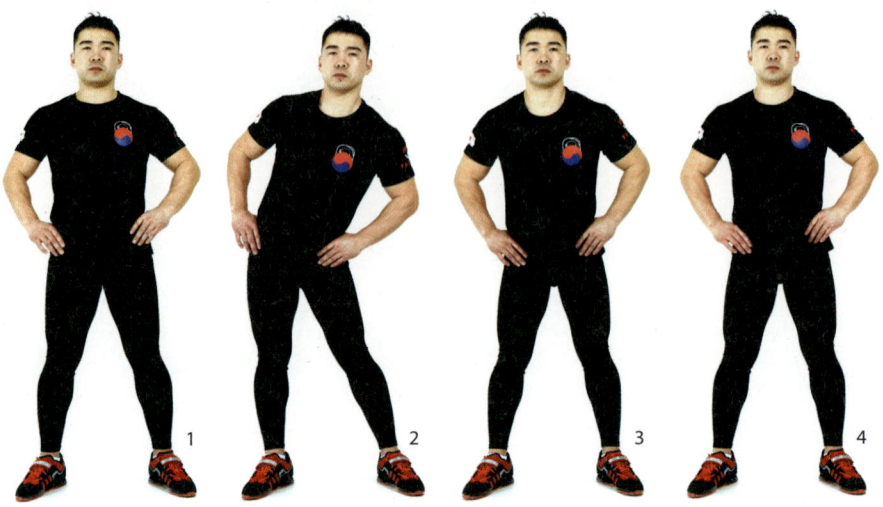

6. 골반(고관절 = 히프)

① 좌우로 '8' 자를 그리며 골반을 돌린다.

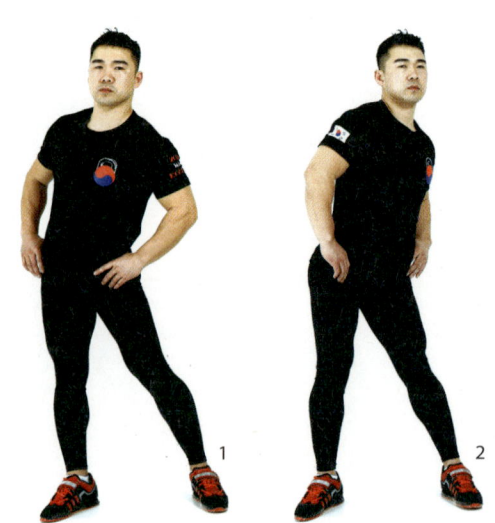

Kettlebell

② 개구리 자세로 무릎을 굽혀 다리를 옆으로 벌린다. 팔을 펴고 엎드린 자세에서 엉덩이를 앞뒤로 움직인다. 허벅지 안쪽 근육에 자극을 느낄 수 있다.

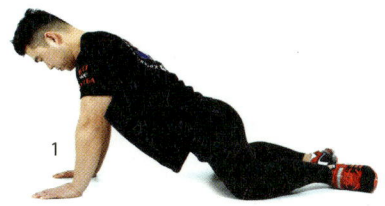 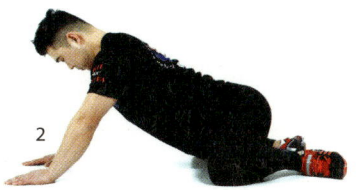

③ 개구리 자세에서 팔꿈치를 바닥에 붙인 다음 엉덩이를 앞뒤로 움직이며 허벅지 안쪽 근육을 신전시킨다. 무릎을 바깥쪽(신체 외측)으로 점점 벌려 강도를 올린다.

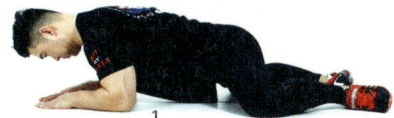 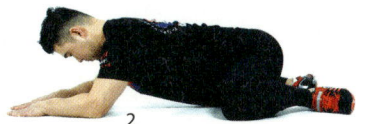

④ 개구리 자세에서 다리를 벌린 후 상체를 옆으로 틀어 팔을 펴고, 수 초간 버티며 몸을 신전시킨다. 좌우 모두 실시한다.

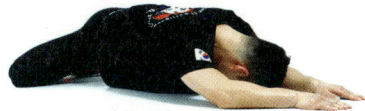 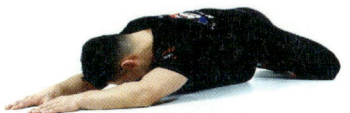

Fat Killer

⑤ 한쪽 다리는 굽히고, 반대쪽 다리는 뒤로 뻗은 후
   상체가 바닥에 닿도록 팔을 펴고 엎드린다.

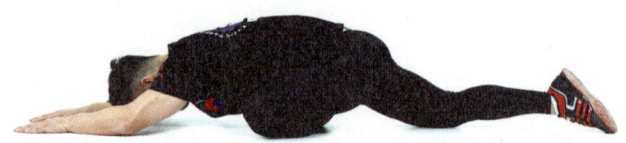

⑥ 양손을 무릎과 발목에 놓고,
   상체를 세워 뒤로 젖힌다.

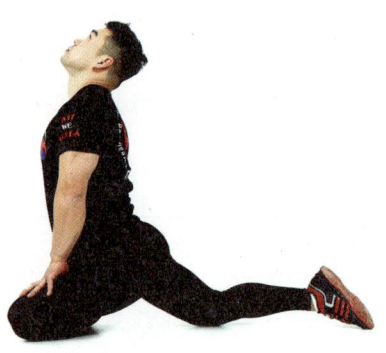

⑦ 다리를 'ㄷ'자 모양으로 만들고, 양손은 등 뒤로 바닥을 짚은 다음
   상체를 바르게 펴준다. 좌우로 실시한다.

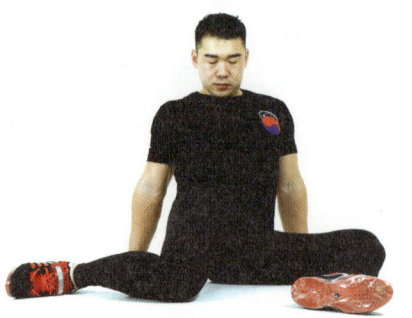 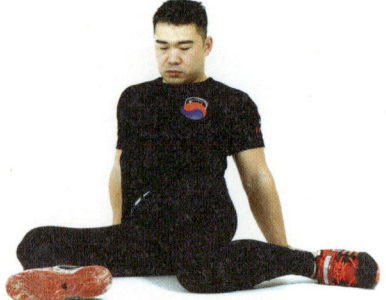

Kettlebell

⑧ 다리를 'ㄷ'자 모양으로 만들고, 상체를 세워 골반의 움직임을 부드럽게 만들어주는 스트레칭을 한다. 좌우로 실시한다.

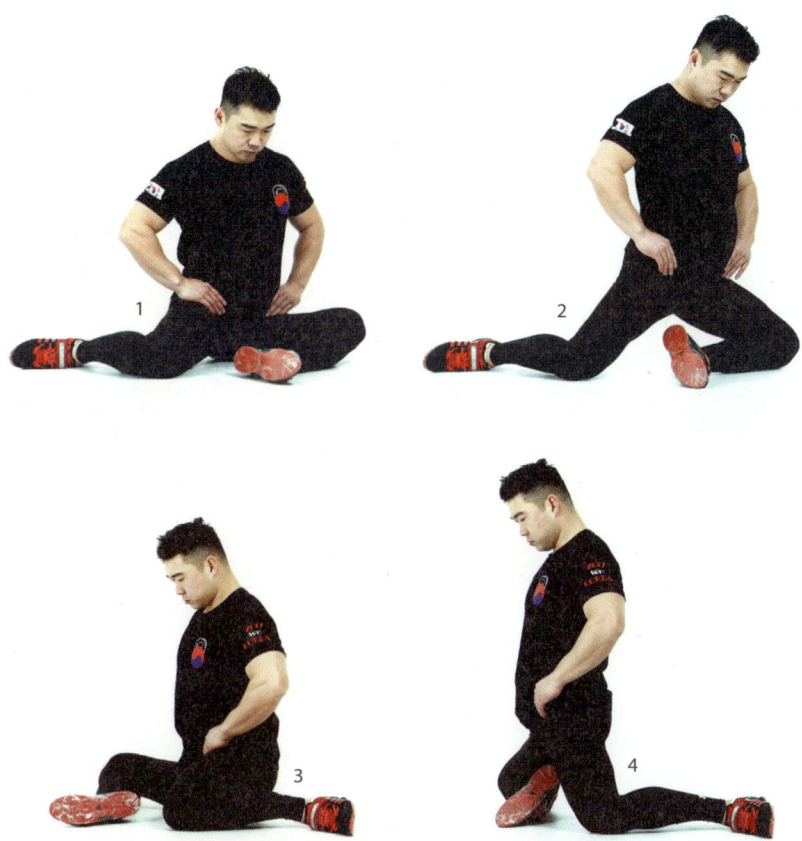

7. 무릎

한쪽 무릎을 골반 높이까지 들어올린 후 돌린다. 반대쪽 다리는 지면으로부터 견고하게 몸의 중심을 잡는다. 중둔근(엉덩이 근육)과 장경인대의 움직임을 부드럽게 하여 긴장을 풀어준다.

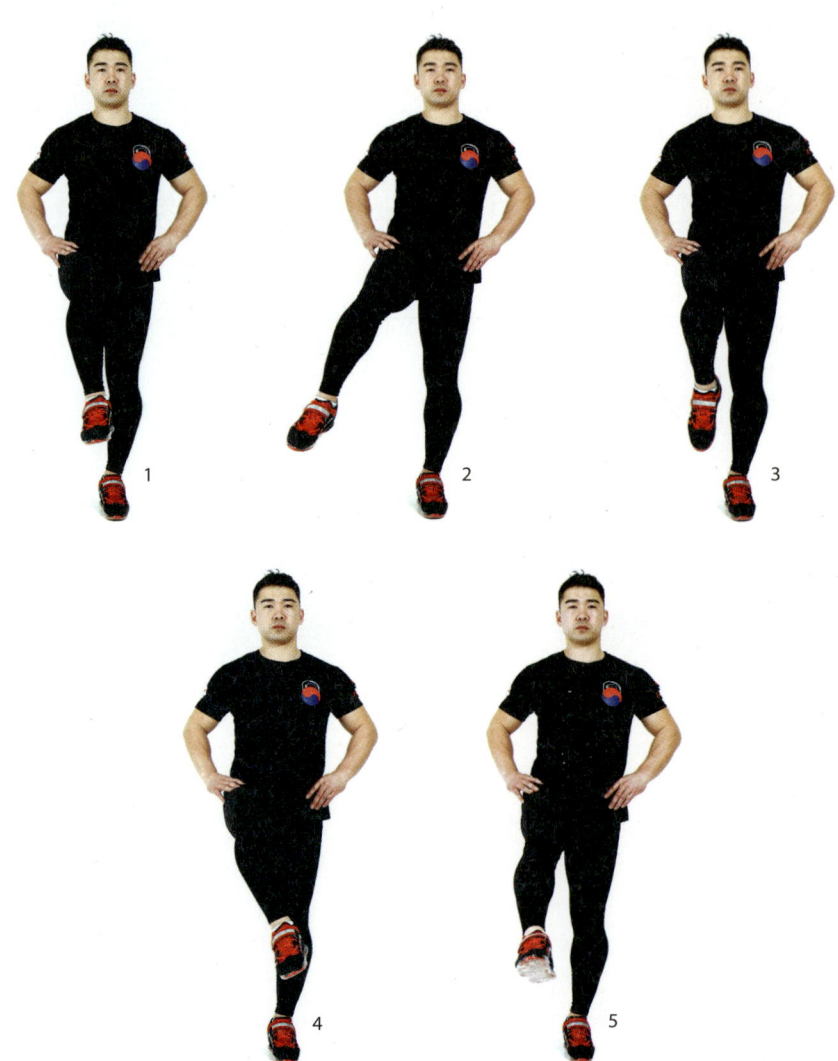

Kettlebell

8. 발목

발끝을 세워 내·외측으로 돌리며 근육을 이완시킨다.

▶ 발은 신체를 견고하게 지탱하는 부위이므로 부드럽게 회전하며 천천히 이완시킨다.
▶ 발의 외측 근육이 굳어 있으면 발목이 접질릴 수 있으며, 몸을 제대로 지탱할 수 없다. 손이나 근막 이완 도구를 사용하여 이완해도 좋다.

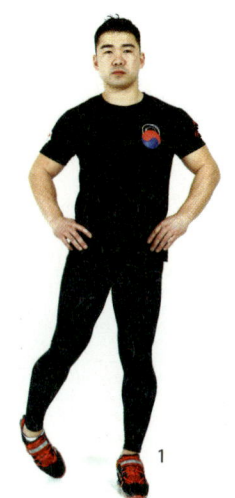
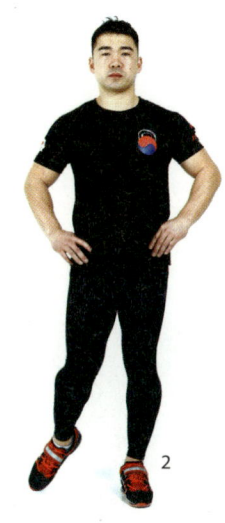

Fat Killer

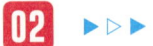 근육의 긴장을 풀어주는 운동

1. 팔 벌려 뛰기

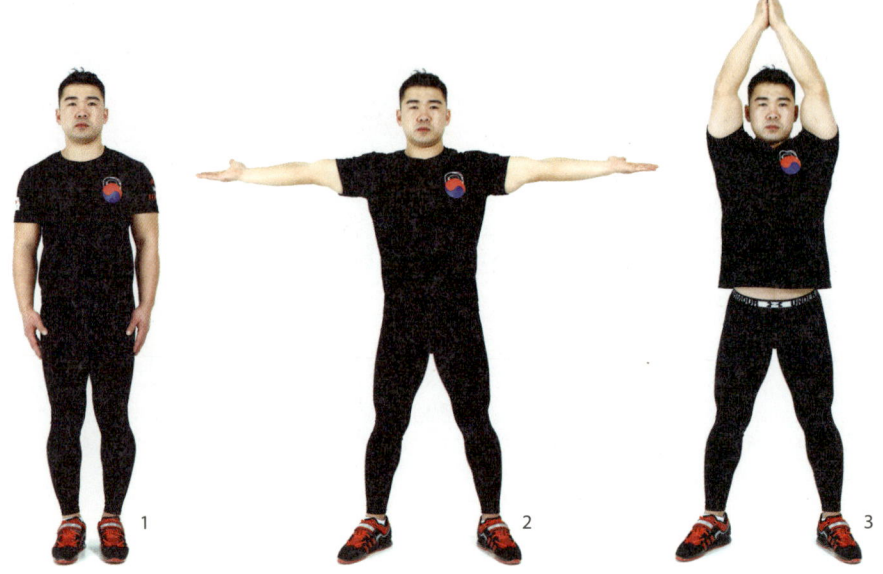

운동법
① 차렷 자세로 선다.
② 양발을 벌리면서 양손을 옆으로 뻗는다.
③ 양팔을 굽히지 않고 위로 올리며 박수를 친다.
④ 20회 반복한다.

Kettlebell

2. 팔로 기어가기

아기 곰처럼 네 발로 기어가는 동작이라서 '베어 워킹' 또는 팔로 기어서 '암 워킹'이라고도 한다.

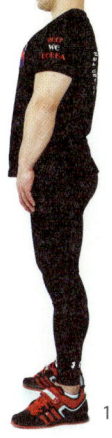

① 양발을 어깨너비로 잡고 똑바로 선다.
② 발은 고정한 채 무릎을 최대한 편 상태에서 엎드려 몸이 곧게 펴질 때까지 앞으로 기어간다.
③ 다시 손을 발 앞까지 물린 다음 일어선다.
④ 10회 반복한다.

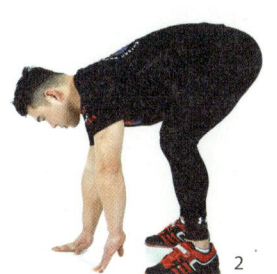

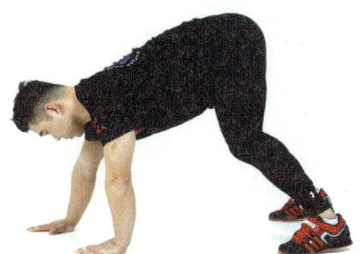

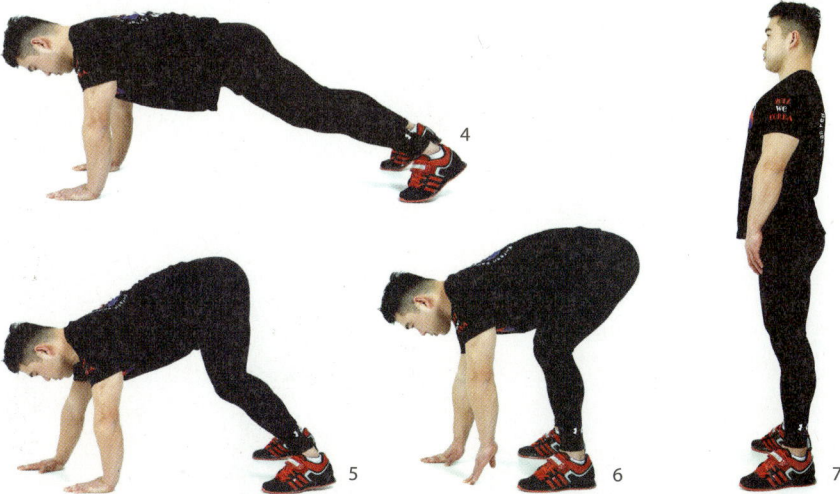

3. 엎드렸다 일어서기(버피)

운동법
① 양발을 어깨너비로 잡고 똑바로 선다.
② 양손으로 바닥을 짚으면서 동시에 두 발은 뒤로 뻗는다.
③ 다시 양발을 앞으로 당기면서 일어선다.
④ 10회 반복한다.

▶ 여성이나 운동을 처음하는 분은 한 발씩 뒤로 빼고, 다시 한 발씩 앞으로 옮기며 실시한다.

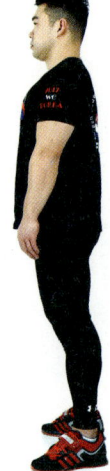
1

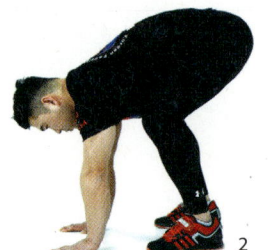
2

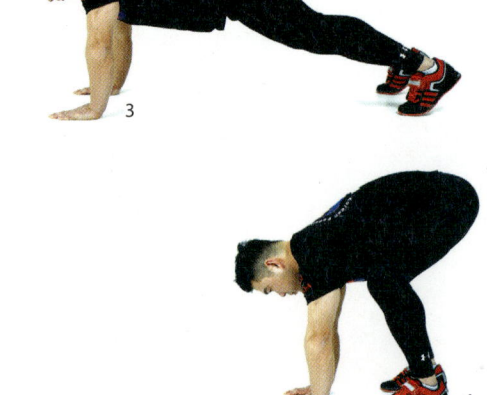
3

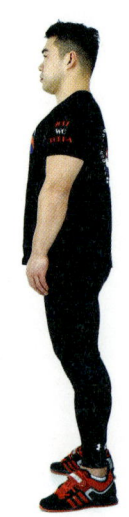
4   5

Kettlebell

4. 스쿼트

운동법
① 어깨너비보다 살짝 넓게 선 다음 발은 바깥으로 살짝 틀어준다.
② 손은 깍지를 낀 다음 턱 밑으로 당긴다.
② 이때 날개뼈(견갑대)를 서로 붙이듯이 등을 바르게 세운다.
③ 이 상태를 유지하며 일어섰다 앉았다를 반복한다.
④ 앉고 일어설 때 무릎은 발과 같은 방향을 유지한다.
⑤ 20회 반복한다.

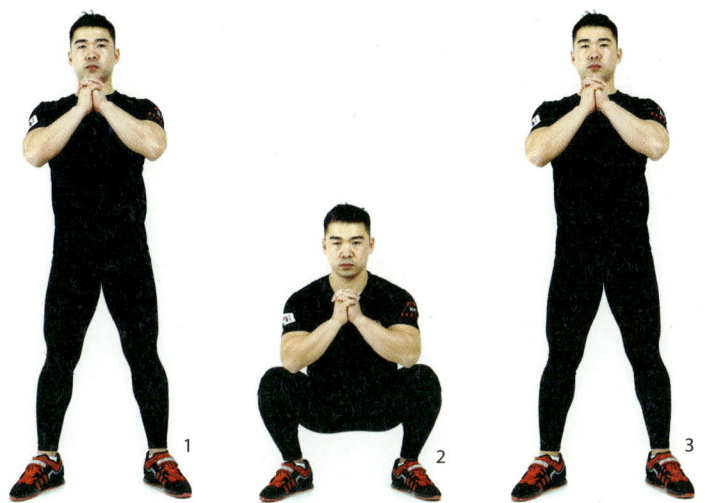

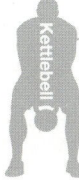
시선은 정면을 향하고 상체를 곧게 펴서 세우고 히프를 뒤로 뺀 다음 무릎을 굽히며 앉았다 일어서기를 반복한다.

케틀벨을 이용한 준비 운동

1. 가블릿 스쿼트

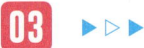 ① 케틀벨을 들고 스쿼트 자세를 잡는다.
② 자신이 알고 있는 자세로 스쿼트를 실시한다.
③ 책(혹은 방송/잡지)에서 본 가블릿 스쿼트 자세와 자신이 알고 있는 스쿼트 자세를 비교한다.
④ 20회 + 2회 실시한다.

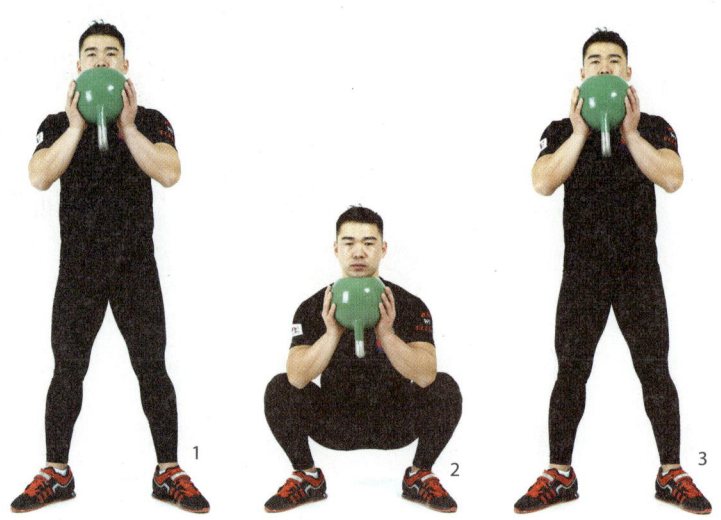

Kettlebell

2. 헤일로(머리 주위로 케틀벨 돌리기)

어깨 근육을 부드럽게 만들기도 하지만 어깨 근육 강화(회전근개 발달)에도 좋다.

운동법
① 어깨너비로 서서 케틀벨을 거꾸로 들고 똑바로 선다.
② 케틀벨을 머리 주위로 돌린다.
③ 머리와 상체가 움직이지 않도록 주의한다.
④ 좌우 15회＋2회 실시한다.

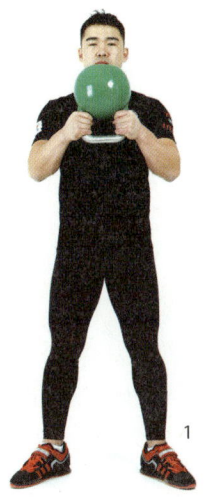 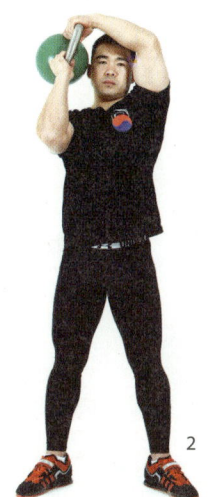 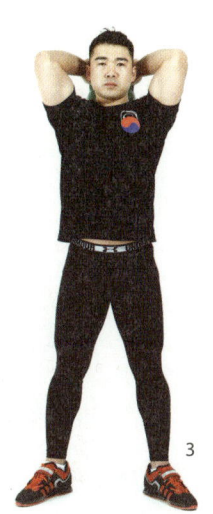

▶ 어깨 주위에 큰 근육이 있는 분은 케틀벨 회전 시 목과 머리가 좌우·앞뒤로 흔들릴 수 있으니 충분한 스트레칭 후 시작한다.
▶ 이 운동은 단순히 어깨를 움직이는 운동이 아니다. 복부에 힘을 주어 안정성을 확보한 후 운동을 시작한다.

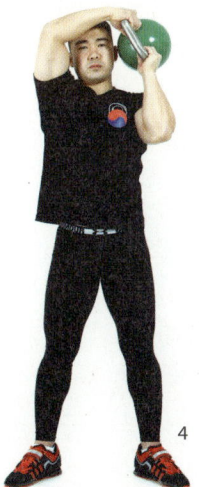 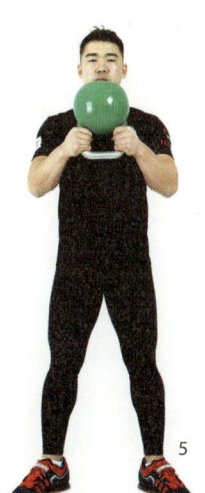

3. 앉았다 일어서며 케틀벨 들어 올리기(스윙)

케틀벨하면 스윙, 스윙하면 케틀벨이 연상될 만큼 케틀벨의 가장 대표적인 운동이다.

운동법
① 양발을 어깨너비보다 살짝 넓게 잡고 앉아서 케틀벨 그립을 잡는다.
② 케틀벨을 엉덩이로 당긴 후 골반(히프 드라이브)을 이용하여 일어서면서 케틀벨을 가슴 높이까지 들어 올린다.
③ 앉으면서 케틀벨을 다시 엉덩이까지 내린 후 처음 놓여 있던 자리에 내려 놓는다. 1회씩 나누어 실시한다.
④ 20회 + 2회 실시한다.

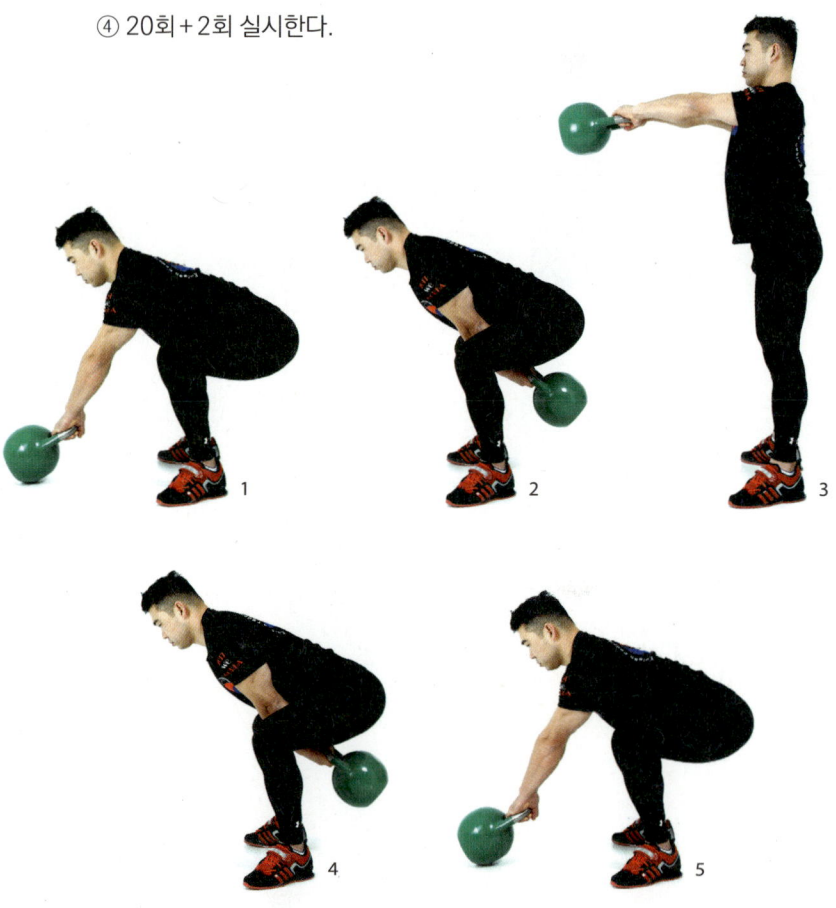

Kettlebell

4. 마운틴 크라이머(엎드려 발 바꾸기)

전신운동으로 케틀벨의 둥근 부분에 손을 얹어 중심을 잡은 다음 다리를 바꿔주는 운동이다. 등은 최대한 곧게 편 다음 점프하면서 발을 바꾼다.

운동법
① 그립이 위쪽을 향하도록 케틀벨을 놓는다.
② 둥근 몸통에 손을 얹는 다음 한쪽 다리를 굽히고 다른 쪽 다리는 쭉 편다.
③ 가볍게 점프하면서 발을 바꾼다.
④ 30회＋2회 실시한다.

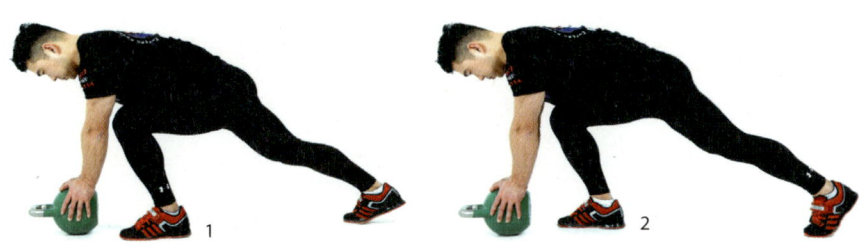

5. 팔 굽혀 펴기

케틀벨을 이용한 푸시업이다. 일반적인 푸시업은 가슴(대흉근) 운동이지만 케틀벨을 이용한 푸시업은 양손의 간격이 좁아 삼두(팔의 뒷부분) 근육과 코어 근육을 발달시킨다.

운동법
① 그립이 위쪽을 향하도록 케틀벨을 놓는다.
② 둥근 몸통에 양손을 얹어 쭉 뻗은 다음 양발은 붙인다.
③ 팔꿈치를 굽혀 가슴을 케틀벨까지 내린 후 다시 팔을 편다.
④ 15회＋2회 실시한다.

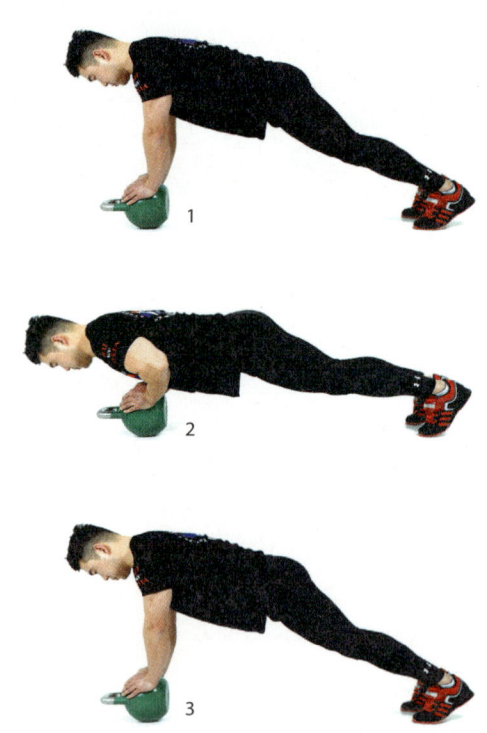

Kettlebell

스윙(Swing)

스윙은 골반의 힘을 이용하여 케틀벨을 신체 전면으로 들어 올리는 운동이다. 발과 무릎, 지지대 역할을 하는 발목과 고관절을 이용하여 신체의 전면보다 후면을 발달시키는 운동으로 일반적으로 잘 트레이닝하지 않는 부위를 트레이닝하게 해준다. 젖은 수건의 양쪽 끝을 잡고 순간적으로 펼칠 때 물방울이 앞으로 튀어나가는 것과 유사한 동작이다. 체형 교정에 효과가 있으며, 똑바로 걷는 데 도움이 되는 슬괵근(대퇴후면)과 전면의 장요근(대요근, 소요근, 장골근)을 발달시키고, 움직임을 부드럽게 만들어 굽은 허리를 펴주며, 허리 통증을 해소할 수 있는 가장 기본적인 케틀벨 운동이며, 대표적인 다이어트 및 체력 증진 운동이다.

1. 루마니안 데드리프트

스틱을 이용한 루마니안 데드리프트 자세 연습
루마니안 데드리프트는 하체(허벅지 뒷부분)와 힙 근육만 사용하여 운동한다.

운동법

① 양발은 어깨너비로 똑바로 선다.
② 머리 뒷부분(후두골)과 흉추(견갑대 가운데), 천추(엉덩이 부분)에 스틱을 일자로 세운다.
③ 한 손은 목 뒷부분의 스틱을, 다른 한 손은 허리 뒷부분의 스틱을 잡는다.
④ 스틱이 머리, 등, 엉덩이에서 떨어지지 않도록 유지하면서 엉덩이를 뒤로 밀어준다는 느낌으로 상체를 숙였다 다시 일으켜 세우는 동작을 반복한다.

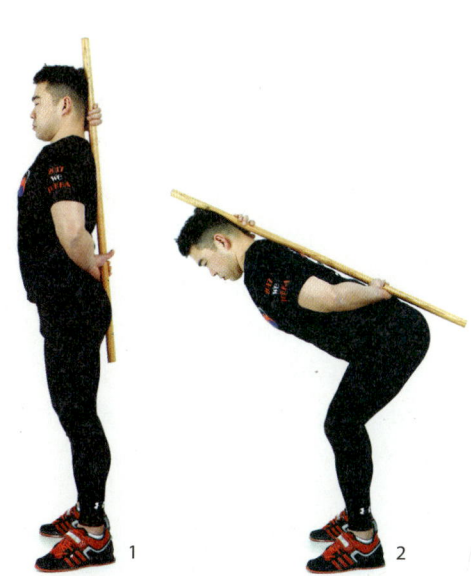

Fat Killer

- ▶ 컴퓨터 앞에서 하루 종일 근무하여 등이 굽은 분이나 뒷목의 뻐근함을 느끼는 분에게 추천한다.
- ▶ 스틱이 없다면 머리 뒤로 깍지 낀 다음 거울을 보며 연습해도 좋다.
- ▶ 상체를 앞으로 숙이는 동작이 자연스러워지면 케틀벨을 이용하여 연습한다. 상체를 앞으로 숙일 때 등이 구부러지지 않도록 주의한다.

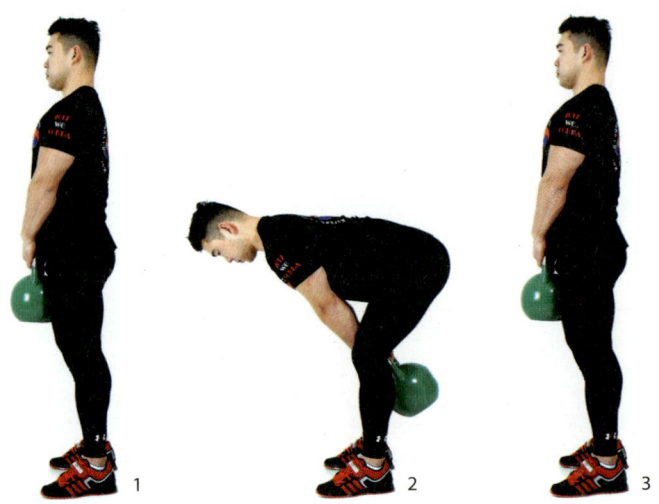

2. 서 있는 자세의 코어 운동

이 운동은 엎드린 자세에서 코어 근육을 발달시키는 운동이다.
서 있을 때 플랭크 동작처럼 상체를 반듯하게 세워 준비 자세를 갖추며
운동 중에도 신체는 항상 곧은 자세를 유지한다.
하체에 힘을 주어 발이 지면에서 떨어지지 않도록 한다.
데드리프트(바벨을 들고 일어서서 등을 운동하는 방법)처럼 가슴을 펴고,
등을 바르게 펴며 시선은 정면을 바라본다. 이때 복부에 강하게 힘을 주어야 한다.
서 있는 자세의 코어 운동(standing plank = 플랭크)이라고 생각하면 된다.

Kettlebell

3. 맨손으로 하는 스윙

상체의 움직임을 제한하고, 하체의 움직임만으로 운동이 가능하다면 맨손으로 (케틀벨을 사용하지 않고) 스윙 연습을 한다.

운동법 ① 어깨보다 살짝 넓게 다리를 벌리고 똑바로 선다.
② 양손을 가슴 높이까지 올려 편 다음 손등이 하늘을 보게 한다.
③ 손등이 장골능(허리 부분)을 터치하는 동시에 히프를 뒤로 빼면서 스윙 자세를 만든다. 이때 등이 굽지 않도록 반듯하게 펴주고 무릎은 앞으로 튀어나오지 않도록 한다.

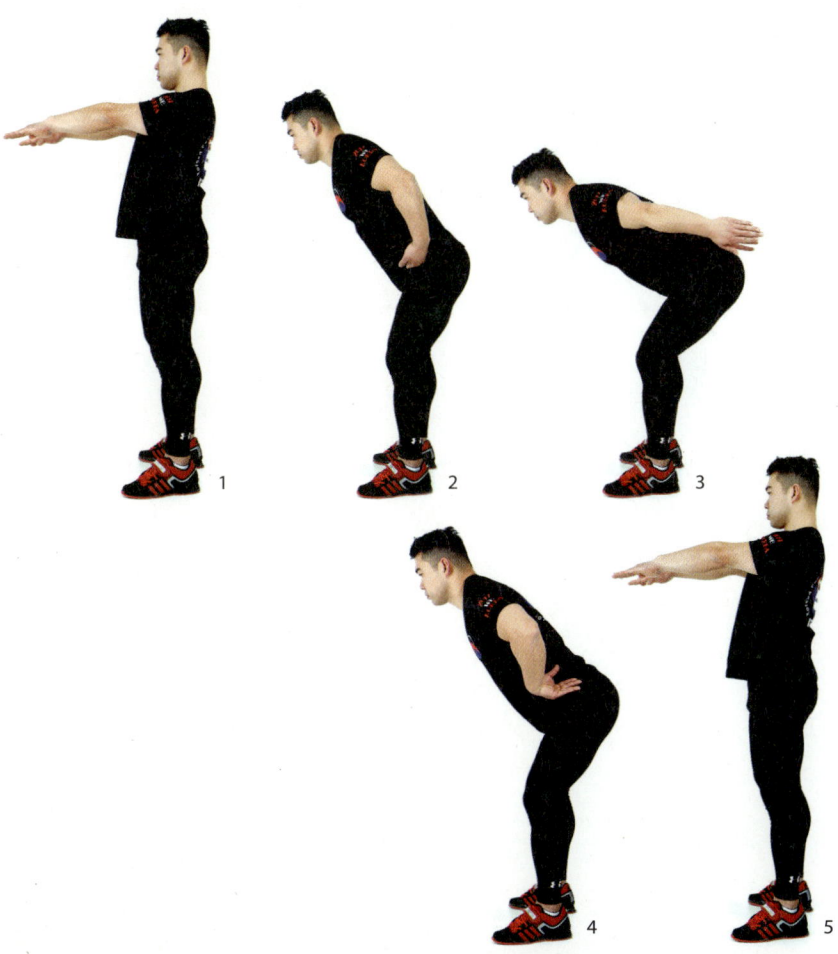

4. 삼각형 모양의 스윙 준비 자세(triangle position)

루마니안 데드리프트와 서 있는 자세의 플랭크(standing plank)를 연습한 후 삼각형 모양의 스윙 준비 자세로 케틀벨 스윙을 준비한다.

운동법
① 케틀벨을 양발 중앙에 놓고 한 발 뒤로 물러선다.
① 어깨너비 정도로 발을 벌린다.
③ 발은 바깥으로 10도 정도 틀어준다.

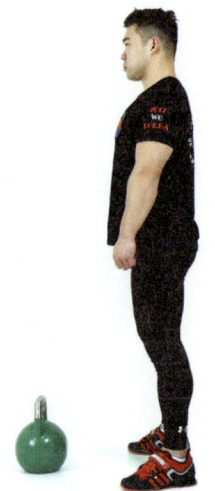
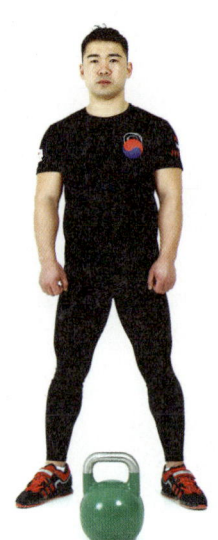

Kettlebell

5. 스윙 시작

삼각형 준비 자세 → 서서 코어 운동 자세 잡기 → 앉아서 엉덩이 힘 주기(hip loading) → 힘 주어 일어서며 케틀벨 들기(pop squeeze)

운동법
① 양손으로 케틀벨 그립을 잡고 앉아서 케틀벨이 히프에 살짝 닿을 때까지 잡아당긴다.
② 케틀벨의 움직임으로 생긴 에너지를 이용해 일어서면서 케틀벨을 가슴 높이까지 들어 올린다.
③ 앉으면서 케틀벨을 엉덩이까지 내린 후 원래 위치에 내려놓는다.
④ 위 동작을 반복한다.

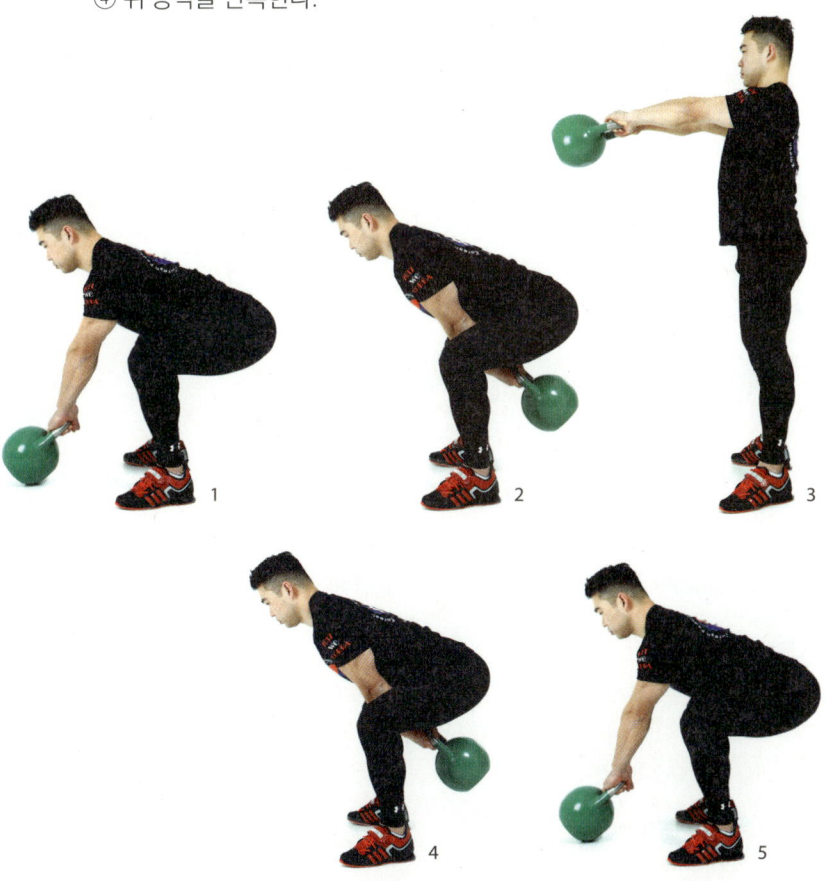

6. 스윙 종류

① 하프 스윙(앉은 자세의 스윙)

앉아서 운동하므로 무릎이 앞으로 튀어나오지 않도록 주의한다. 히프 근육 발달, 특히 허벅지 뒷부분의 근육을 발달시켜 처진 엉덩이를 업 시킨다.

운동법 ① 삼각형 준비 자세를 잡는다.
② 케틀벨을 히프에 닿도록 당긴 후 신체 앞으로 밀어내는 동작을 반복한다.

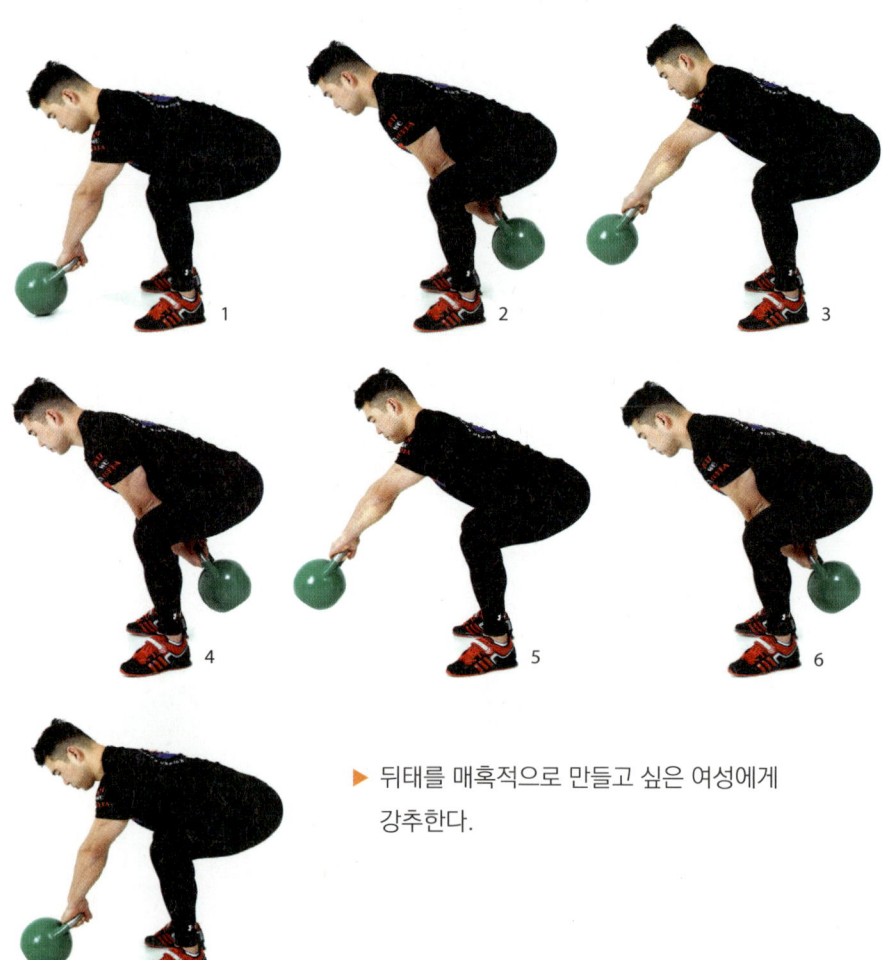

▶ 뒤태를 매혹적으로 만들고 싶은 여성에게 강추한다.

Kettlebell

② 오버헤드 스윙

팔 근육과 어깨 근육을 발달시켜 운동 효과가 증가한다.
어깨 통증이 있는 분에게는 비추이다.

운동법
① 삼각형 준비 자세를 잡는다.
② 양손으로 케틀벨 그립을 잡고 앉아서 케틀벨이 히프에 살짝 닿을 때까지 잡아당긴다.
③ 케틀벨의 움직임으로 생긴 에너지를 이용해 일어서면서 케틀벨을 머리보다 살짝 높이 올린다.
④ 앉으면서 케틀벨을 엉덩이까지 내린 후 원래 위치에 내려놓는다.
⑤ 위 동작을 반복한다.

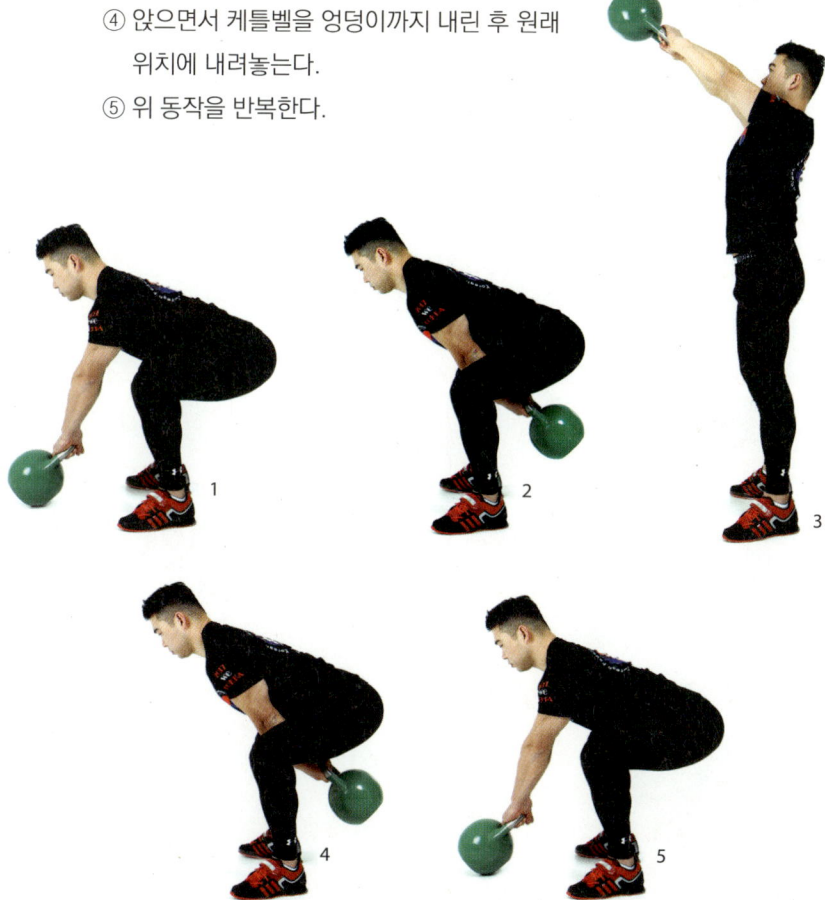

Fat Killer

③ 좌우 스텝 스윙

하체를 움직여 좌우로 스윙하므로 운동량이 많아 칼로리 소비가 많다. 하체의 외측 대퇴근막장근과 장경인대, 내측의 내전근을 단련시킨다.

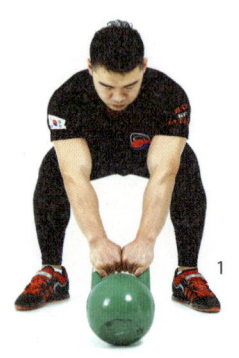
1

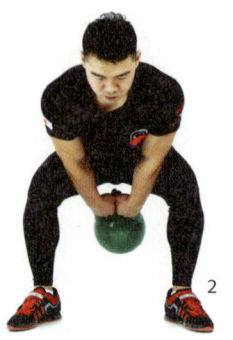
2

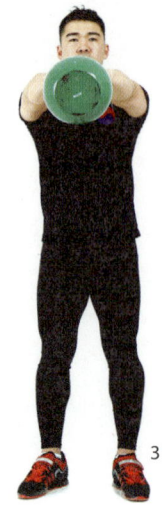
3

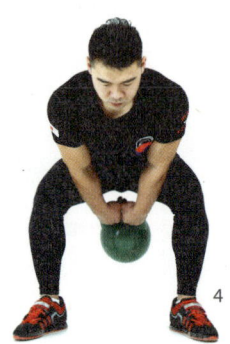
4

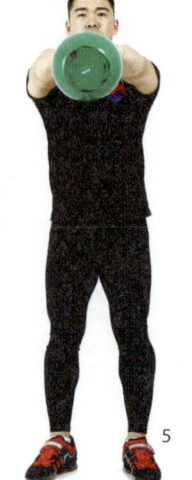
5

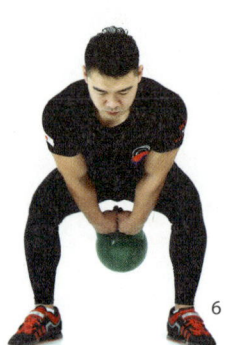
6

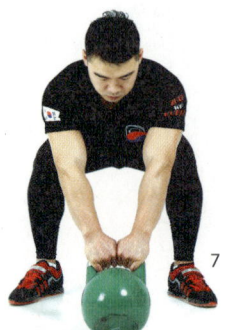
7

▶ 케틀벨과 무릎이 충돌하지 않도록 주의한다.

Kettlebell

7. 팔 사용에 따른 스윙

① 양손 스윙(투 암 스윙)

기본적인 스윙이다. 오버 그립 형태로 양손으로 케틀벨을 잡는다.

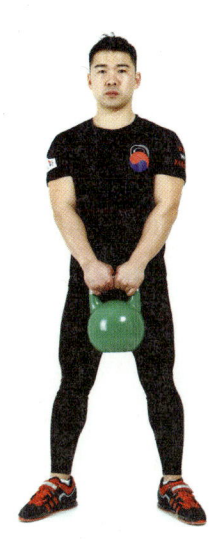

② 한 손 스윙(원 암 스윙)

한 손은 케틀벨을 잡고, 다른 한 손은 추진력을 얻기 위해 앞뒤로 흔든다. 케틀벨이 가슴 높이까지 올라올 때 케틀벨을 터치한 후 케틀벨이 낙하할 때 팔을 신체 뒤로 흔드는 동작을 반복한다.

Fat Killer

③ 한 손씩 번갈아가며 스윙(핸드 투 핸드)

운동법

① 삼각형 준비 자세를 잡는다.
② 두 손으로 그립을 잡고 스윙하며 일어서다 케틀벨이 가슴 높이까지 올라오면 한 손을 빼며 앉는다.
③ 손을 바꾸어가며 교대로 스윙한다.
④ 케틀벨을 잡은 손은 꼭 다리 사이로 내린다.

▶ 초보자는 손을 바꾸는 동작이 익숙하지 않아 케틀벨이 내려오면서 무릎과 충돌할 수 있으니 주의한다.

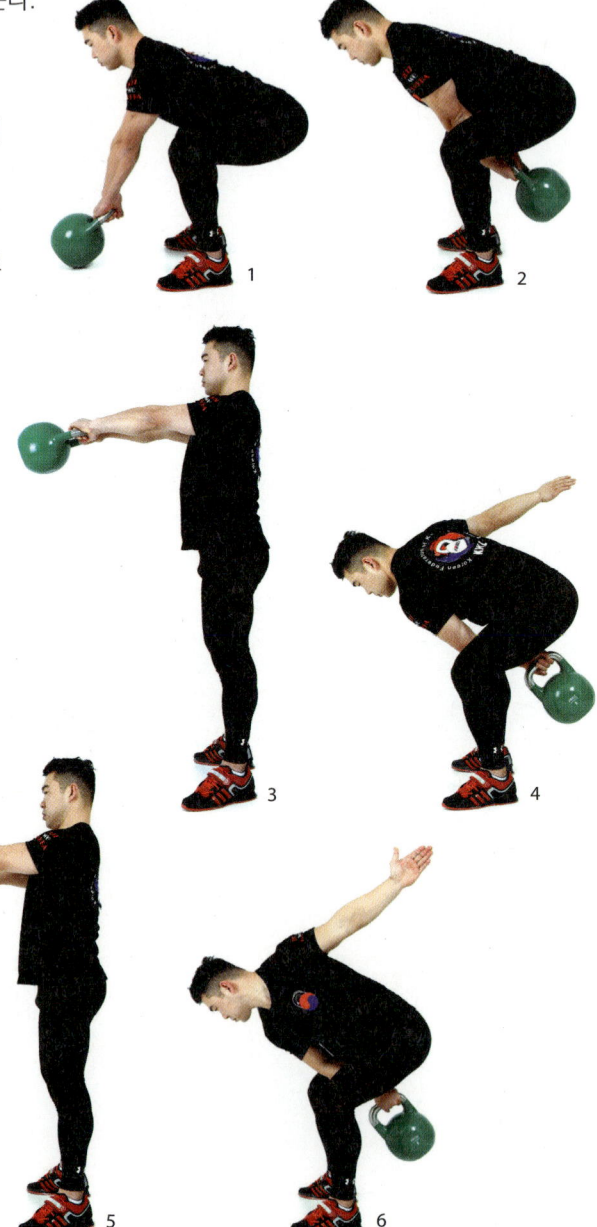

Kettlebell

8. 그립에 따른 스윙

가장 대표적인 그립은 오버 그립과 훅 그립이다.
엄지손가락이 그립을 감싸 잡는 오버 그립, 그립에 손가락을 걸쳐 잡는 훅 그립을 주로 사용하며, 그립을 어떻게 잡느냐에 따라 운동 부위가 달라지며 발달하는 근육도 다르다.

▶ 세계케틀벨대회는 10분이라는 긴 시간 동안 무거운 케틀벨을 다루기 때문에 팔의 피로가 빨리 온다. 따라서 스포츠 케틀벨 선수들은 오버 그립을 사용하지 않고, 훅 그립을 사용한다.

① 오버 그립

스윙 시 가장 기본이 되는 그립으로 손등이 전면을 향하며, 주먹을 쥐듯이 그립을 강하게 감싸 잡는다. 오버 그립으로 스윙 시 어깨 전면과 팔 근육 전체를 발달시킨다. 케틀벨 스윙을 처음 하는 분은 손가락을 걸쳐서 운동하는 '훅 그립'보다 안전한 오버 그립을 추천한다.

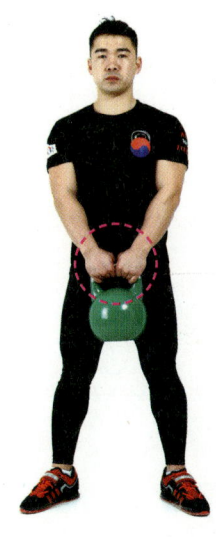

② 훅 그립(엄지손가락이 뒤를 향하는 경우)

케틀벨 그립을 잡은 손의 엄지손가락이 히프 쪽으로 향한다.
팔 뒤쪽 근육인 상완삼두근과 등근육(광배근)의 운동이 함께 이루어진다.

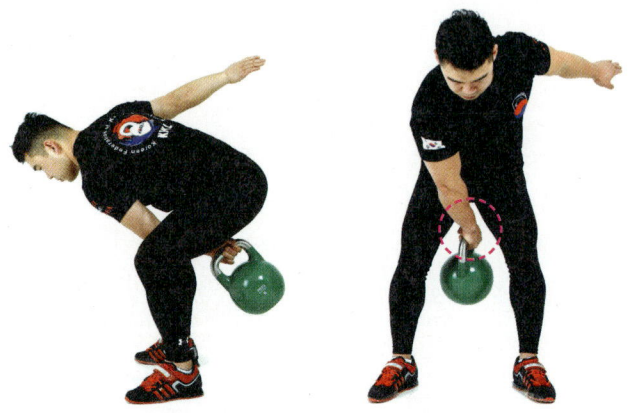

③ 훅 그립(엄지손가락이 앞을 향하는 경우)

케틀벨 그립을 잡은 손의 엄지손가락이 신체의 전면을 향한다. 이두와 전완의 펌핑(혈액이 모이고 근육이 커지며 딱딱해지는 현상)으로 피로가 빨리 쌓여 짧은 시간 운동은 가능하나 오랜 시간 운동이 불가능하다. 운동 후에도 팔의 피로가 오래 가는 단점이 있다.

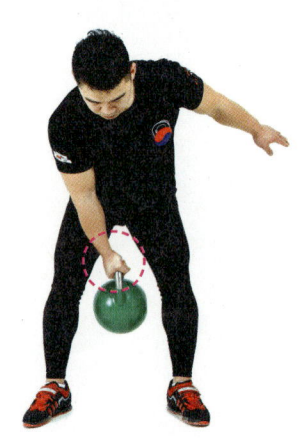

Kettlebell

9. 스윙 시 주의할 점

① 스윙 시 등이 휜다.

케틀벨이 낙하할 때 등이 굽으면 허리 부상의 원인이 된다.

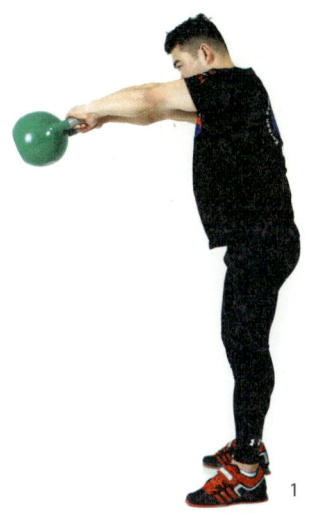
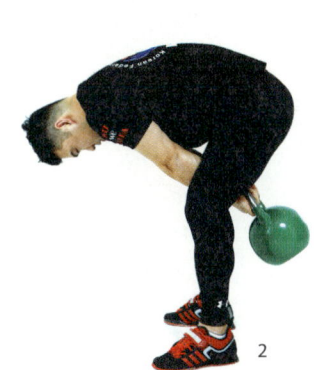

② 충분히 스트레칭한다.

스윙 동작에서 케틀벨을 가슴 높이까지 들어 올린 후
내릴 때 히프를 뒤로 빼지 못하는 것은
허벅지 뒤쪽 근육이 뻣뻣하기 때문이다.
이럴 때 허벅지 뒤쪽 근육을 충분히 스트레칭하면
히프가 뒤로 빠지면서 정확한 자세로 스윙이 가능하다.
무릎과 허리에 통증이 생길 수 있으므로 주의한다.

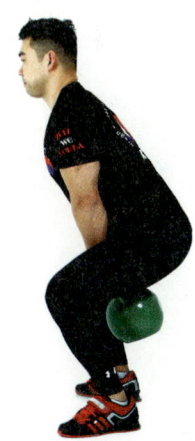

Fat Killer

③ 스윙 시 무릎이 구부러지지 않는다.

허벅지 뒤쪽 햄스트링(hamstring)의 근력이 약하기 때문이다. 허벅지 뒤쪽의 근육을 강화한 후 스윙한다. 웨이트머신 레그컬(다리를 뒤로 굽히는 운동 기구)을 이용하여 근력의 70~80%로 15회×2회 운동하고 스윙하면 허벅지 뒤쪽에 힘이 들어가는 것을 느낄 수 있다.

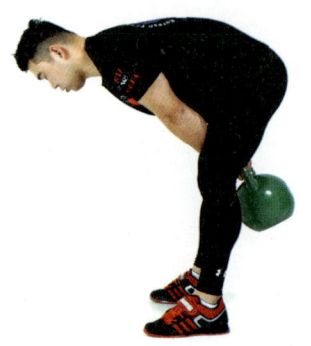
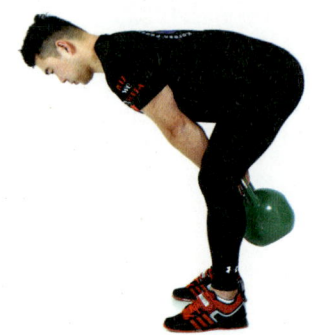

④ 무릎이 앞으로 튀어나오지 않도록 주의한다.

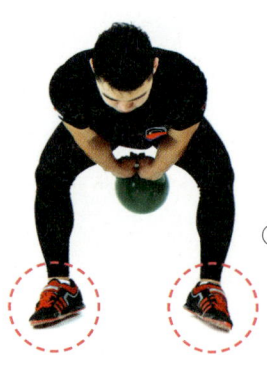
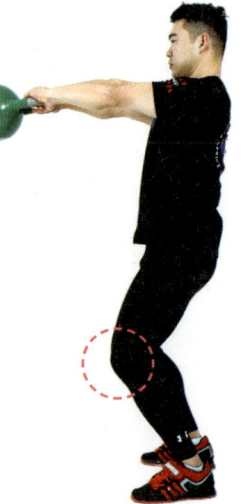

⑤ 케틀벨 스윙 시 발은 움직이지 않아야 한다.

Kettlebell

⑥ 시선은 정면을 향하며, 정면에 거울 등의 장애물이 있으면 충분히 뒤로 물러선다.

⑦ 케틀벨이 낙하할 때는 중력 방향(수직)으로 떨어지는 것이 아니라 뒤로 뺀다는 느낌으로 낙하시킨다.

▶ 허리에 통증이 생길 수 있으므로 주의한다.

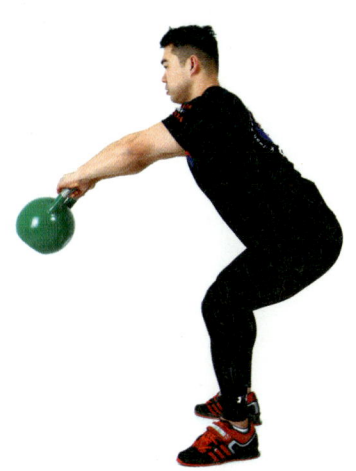

⑧ 시계 위에 자신이 서 있다고 생각하고, 12시 방향에서 6시 방향으로 케틀벨을 보낸다는 느낌으로 운동한다.

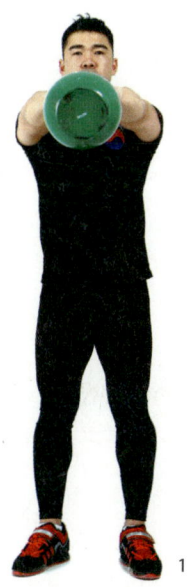
1

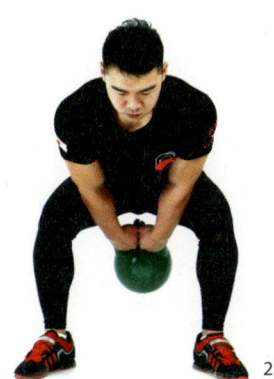
2

Fat Killer

⑨ 한 손 스윙(원 암 스윙) 시 추진력을 얻기 위해 몸 뒤로 빼는 팔의 손바닥이 바닥이 아니라 팔을 틀어 손바닥이 하늘을 향하도록 한다.

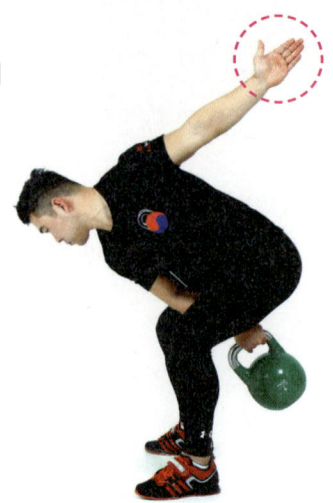

▶ 스윙 시 손바닥을 틀어 하늘을 보게 하여 대흉근 및 흉추의 가동성을 부드럽게 하며, 신체 앞으로 틀어진(휘어진) 어깨나 위로 올라간 어깨를 가진 분들의 경우 어깨를 펴고, 등 근육의 발달로 올라간 어깨를 내릴 수도 있다.
▶ 특히 라운드 숄더(앞으로 굽은 어깨)가 있는 분들에게 도움이 되는 운동이다.

Kettlebell

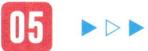 스쿼트(Squat)

'당신의 스쿼트는 안녕하십니까?'
우리가 걷고, 움직이는 데 가장 기본이 되며 나무의 뿌리처럼 신체를 지탱하는 다리.
스쿼트는 하체만 단련시키는 운동이 아니라 전신운동이며,
꼭 해야 하는 가장 필수적인 근력 운동 중 하나이다.
올바른 운동법을 숙지하고 운동한다면 100세 시대에서 튼튼한 하체를 보장받을 수 있다. 정상적인 호르몬 분비와 신체 균형을 유지하는 데 가장 중요한 운동이다.

1. 양팔 벌리고 한쪽 다리 들어 올리기(trendelenbug.s test)

스쿼트 시 보상 패턴으로 히프 드라이브(골반을 말아주는 동작 = hip drive)를
쓰지 못하고, 허리쪽 요방형근과 대퇴근막장근 그리고 장경인대에 가해지는
스트레스를 줄이기 위해 양팔을 옆으로 벌리고 한쪽 다리를 들고 버티는 동작이다.

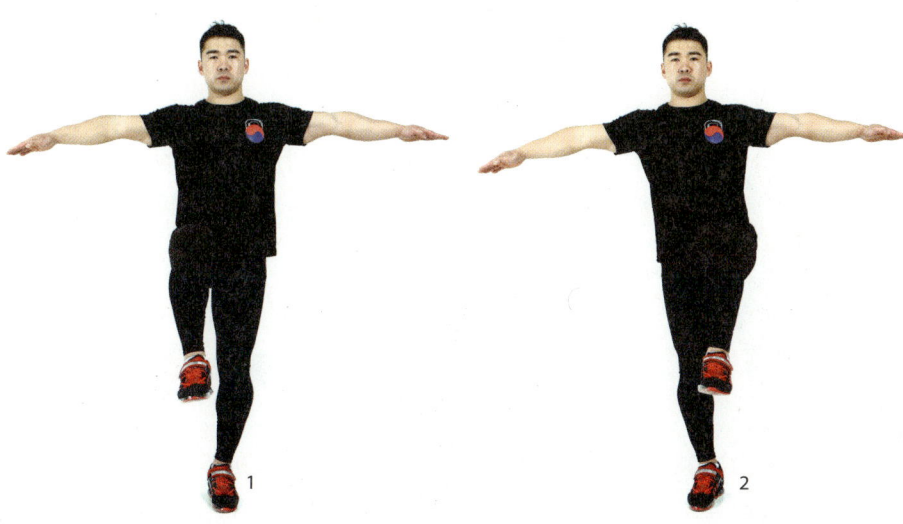

Fat Killer

2. 한쪽 다리 뒤로 들고 발끝 터치(one arm single leg dead lift)

운동법
① 가볍게 뒷짐을 지고 약 10cm 정도 다리를 벌려 똑바로 선다.
② 상체를 앞으로 숙이면서 오른쪽 다리를 쭉 편다.
③ 왼쪽 손으로 왼쪽 발끝을 터치한다. 좌우로 실시한다.

▶ 무릎 주변 근육보다 허벅지 옆면(장경인대)과 엉덩이 주변의 중둔근을 강화시킨다. 더불어 심부근육(뼈 = 관절을 잡아주는 깊은 곳의 근육)도 강화할 수 있다. 이 동작은 우리가 걸어 다닐 때 사용하는 근육을 단련시킨다.

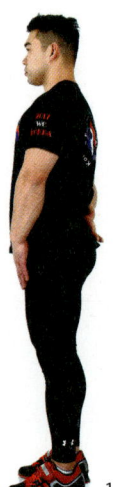
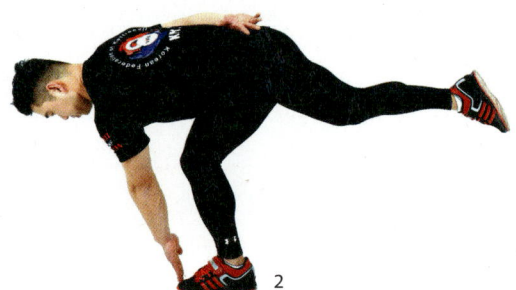

▶ 발바닥 불안정, 무릎의 심한 흔들림, 골반(엉덩이 근육) 근육의 부실, 허리와 상체의 불안정으로 정확한 자세를 잡을 수 없을 때 이 동작을 반복하여 장경인대와 중둔근을 활성화한다.

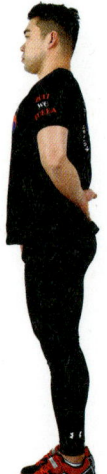
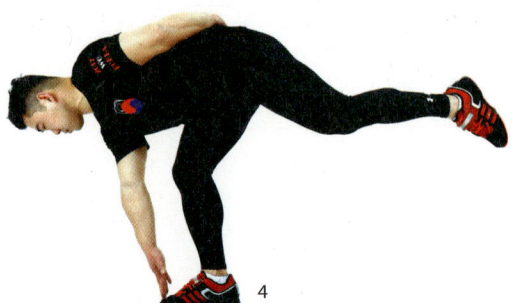

Kettlebell

3. 한쪽 다리 들고 반대편 발끝 터치(toe touch)

운동법 ① 가볍게 뒷짐을 지고 약 10cm 정도 다리를 벌려 똑바로 선다.
② 상체를 앞으로 숙이면서 오른쪽 다리를 쭉 편다.
③ 오른쪽 손으로 왼쪽 발끝을 터치한다. 좌우로 실시한다.

▶ 중심을 잡기 위해 버티는 다리의 바깥쪽 엉덩이의 중둔근을 사용하므로 엉덩이 근육을 활성화시킨다.

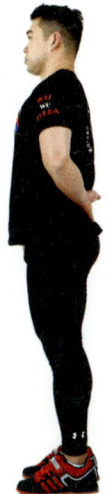
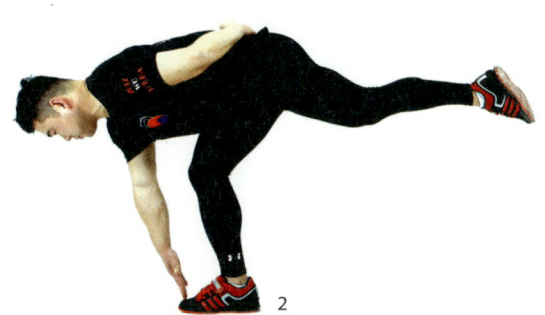

▶ 좌우로 실시 후 중심을 잡기 힘들거나 오래 버티지 못할 경우 대퇴근막장근과 장경인대의 근막 이완 실시 후 다시 반복한다.

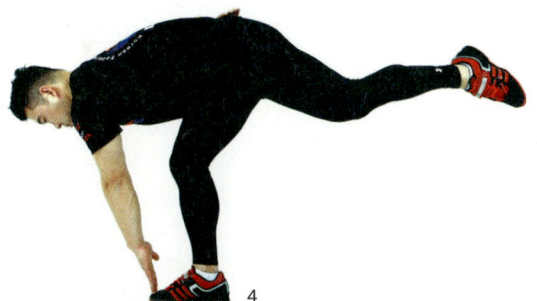

4. 스틱을 이용한 스쿼트 연습

스틱을 이용한 스쿼트는 하체의 움직임을 통한 전신운동으로 척추를 일자로 바르게 편 다음 등 날개뼈를 안정시킨 후 실시한다. 역도 경기를 보면 선수들이 상체는 곧게 세우고 어깨에 힘을 준 상태에서 하체와 히프의 힘으로 바벨의 무게를 지탱하는 것을 볼 수 있다. 상체가 흔들리면 하체 밸런스가 무너져 부상으로 이어질 수 있기 때문이다. 바른 자세에서 스틱을 잡고, 상체를 곧게 세우며, 시선은 정면을 향한 후 상반신과 하반신을 유기적으로 움직인다.

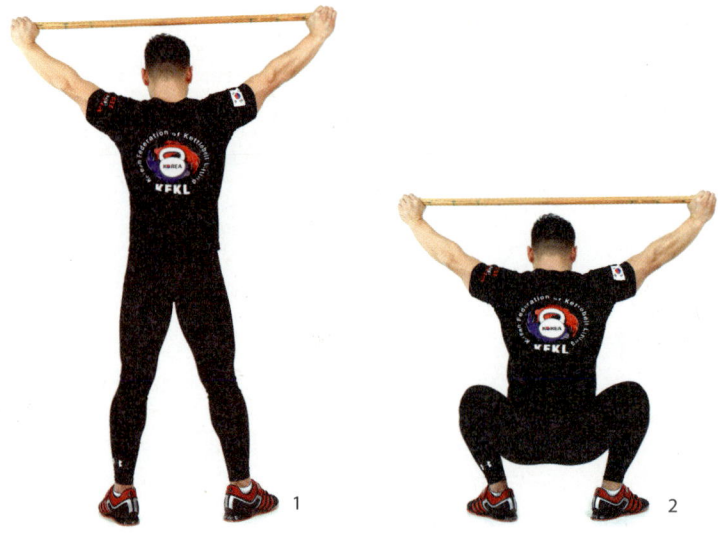

▶ 처음에는 그립을 어깨너비보다 넓게, 어깨너비만큼, 어깨보다 좁게 잡아가며 난이도를 조절하여 스쿼트를 진행한다.
▶ 스쿼트 시 상체가 앞으로 숙여지거나 상체를 곧게 세우지 못할 경우 벽을 보면서 벽과 신체의 간격을 점점 좁히며 자세를 연습해도 좋다.

Kettlebell

5. 외발 스쿼트 연습(fistol)

스틱을 사용하여 상·하체의 유기적인 움직임을 통한 스쿼트를 했다면 한쪽 다리(외발 스쿼트)로 하는 스쿼트를 통하여 하체와 둔근의 근육을 발달시키는 연습을 한다.

운동법
① 앉았을 때 무릎 각도가 90도가 안 되는 낮은 의자를 준비한다.
② 한쪽 다리를 들고, 양손은 자유롭게(양팔 나란히 또는 팔짱) 한 후 한쪽 다리의 힘으로만 일어선다.
③ 양쪽 다리를 번갈아 실시하다.

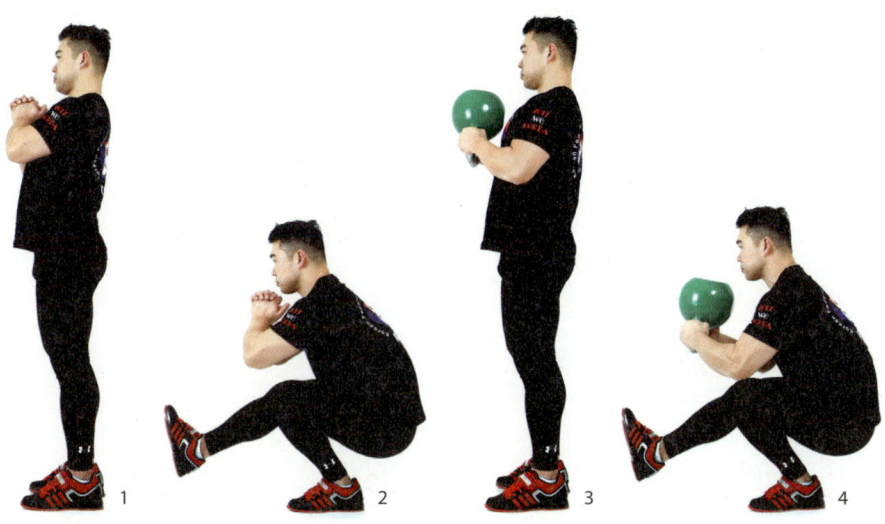

1   2   3   4

▶ 처음 하거나 근력이 약한 분은 피트니스 센터에서 '스미스 머신'이라는 기구의 바벨 부분을 잡고 하면 좀 더 쉽고 부드럽게 연습할 수 있다.

6. 가블릿 스쿼트

가블릿 스쿼트(Goblet Squat)는 케틀벨 그립이 아래로 향하도록 손바닥으로 케틀벨을 받쳐 잡은 상태에서 스쿼트를 하는 것이다.

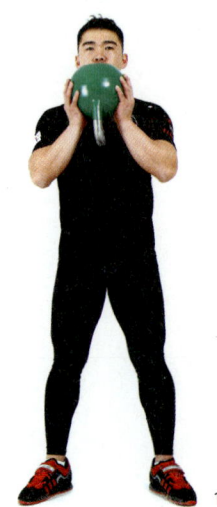
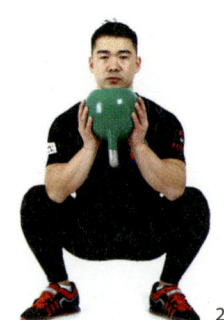

1　　2

운동법

① 그립이 아래로 향하도록 손바닥으로 케틀벨을 받쳐 들고 선다.
② 상체는 스윙할 때와 동일하게 곧게 세우고, 시선은 정면을 향한다.
③ 양발은 어깨너비로 벌리고, 발끝은 10도 정도 밖으로 틀어준다.
④ 앉았을 때는 팔꿈치가 대퇴부 내측(허벅지 안쪽)에 닿도록 하고, 무릎은 발끝보다 앞으로 튀어나오지 않으며 대퇴사두(허벅지 전면 = 앞부분)와 복부가 닿지 않도록 한다. 이것이 '풀 스쿼트' 자세이다.
⑤ 호흡은 내려갈 때 들이마시고, 일어서며 내쉰다. 상체가 곧게 펴질 때 골반을 말아주면서 숨을 내쉰다.

Kettlebell

7. 어느 부위의 힘으로 스쿼트를 하는가?

무릎이 먼저냐? 엉덩이가 먼저냐?

오랜 기간 피트니스에서 근무하며 많은 분들의 스쿼트 동작을 지켜봤다.
대부분 무릎이 먼저 움직이며, 상체를 곧게 세우고 스쿼트를 진행한다.
"상체는 곧게 세워야 한다."
"무릎은 90도를 유지해야 한다."
모두 옳은 말이지만 상체는 90도로 곧게 세울 수 없다. 무릎은 발끝보다 나오지 않도록 하고, 상체를 세우는 것이 아니라 척주를 바르게 펴고, 등이 굽지 않는 자세에서 상하로 움직이는 것이다. 상체의 각도는 약 45도가 적당하다.
스쿼트를 시작할 때는 엉덩이를 뒤로 빼면서 앉고,
무릎은 발끝보다 많이 튀어나오지 않도록 주의한다.

▶ 어릴 적 친구들과 등을 맞대고 서서 엉덩이로 밀던 놀이를 기억하는가?
　스쿼트 시 엉덩이를 뒤로 빼면서 앉으면 무릎 주위 통증도 예방할 수 있다.

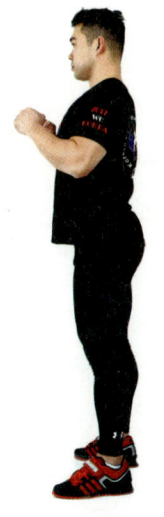 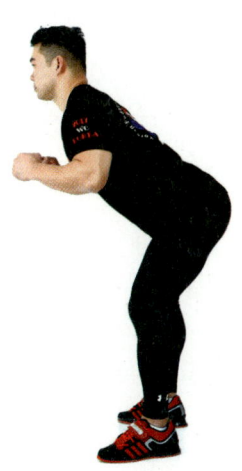

8. 스쿼트 시 문제점 찾기

① 발목 가동 범위

스쿼트할 때 앉는 동작에서 무릎을 굽히지 못하는 분들이 있다.
무릎을 충분히 굽히지 못해서 상체를 내릴 수 없을 때는 뒤꿈치를 고정시키고
발을 좌우상하로 돌려 스트레칭하여 뒤쪽의 굴근(비복근, 가자미근, 오금근,
장지굴근, 후경골근 등)과 앞쪽의 신근(전경골근, 장모지신근, 장지신근 등)을
풀어준다.

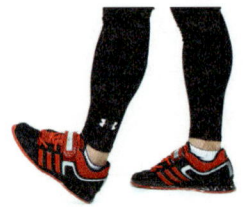 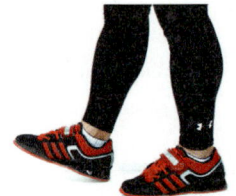

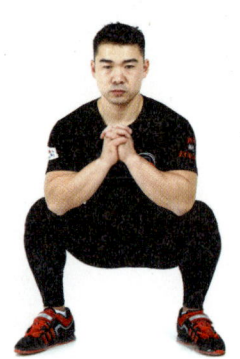

▶ 스쿼트 동작 시 앉았을 때 한쪽 발목의 구부러지는 각도의 차이로 엉덩이가 한쪽으로 쏠림 현상이 있을 수 있다.

▶ 엉덩이가 한쪽으로 쏠리는 이유는 발목 관절의 이상 외에도 대퇴근막장근(장경인대), 중둔근 등 여러 가지가 있을 수 있다.

② 무릎 통증 해결 방법

스쿼트를 하다 보면 무릎에 무리가 가서 중도에 포기하는 분들이 있다.
그래서 트레드밀이나 싸이클처럼 강도가 낮은 운동으로 대체하는 분들이 있는데,
준비 운동이나 스트레칭을 충분히 하지 않았기 때문이다.
무릎 통증 원인은 여러 가지 있으나 스쿼트 시 통증이 오는 것은 허벅지 전면에 위치한
대퇴직근이 딱딱해지면서 근육의 수축과 이완 길이가 짧아지거나 무릎 뒤쪽의
오금근(슬와근) 때문이다. 운동 전에는 충분히 스트레칭하고, 운동 후에는 손이나
폼롤러를 이용하여 뭉친 근육을 풀어준다.

Kettlebell

③ 히프의 높이

퍼스널 트레이닝 시 회원들에게 스쿼트 동작을 교육하기 전에 스쿼트를 하라고 하면 대부분 '하프 스쿼트'를 한다. 좌식생활이 일상화되면서 엉덩이가 무릎 아래까지 충분히 내려가지 않기 때문이다.

할머니나 어머니가 앉아서 빨래, 설거지하실 때 엉덩이가 발뒤꿈치에 닿을 정도로 앉아 계신 모습을 본 적이 있는가? 그 자세가 바로 '풀 스쿼트'이다.

시장에서 할머니들은 폭이 넓은 치마를 입고 발이 외측으로 틀어진 자세로 앉아 있다. 근육에는 힘이 들어가지 않고, 대퇴골두과 골경에 골반이 걸쳐 있는 편한 자세이기에 오랜 시간 앉아 있을 수 있는 것이다. 연세 많으신 할머니들이 스쿼트를 배운 적이 있을까? 운동을 배우지 않으셨다면 오랜 경험 끝에 얻은 결과물이다.

젊은 분들은 풀 스쿼트 몇 번 하면 굉장히 엄청 힘들어 한다.

지금부터라도 풀 스쿼트로 대퇴사두 및 하체 근육을 단련하자.

부언하면 히프업시킬 수 있는 최고의 방법은 엉덩이가 무릎 아래까지 내려가는 풀 스쿼트이다.

'당신은 지금까지 하프 스쿼트로 히프업을 할 수 있다고 믿었습니까?'

▶ 엉덩이가 무릎까지 내려가는 스쿼트와 무릎보다 더 내려가는 스쿼트 동작을 비교해 보자.

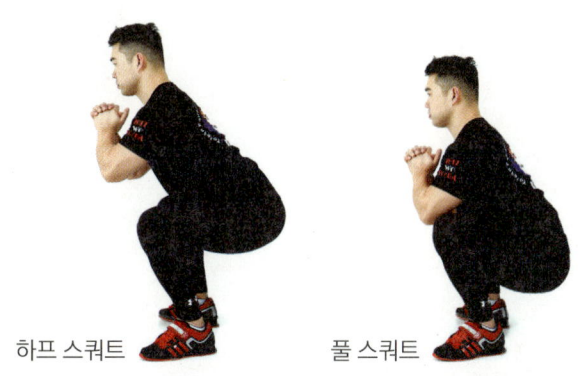

하프 스쿼트   풀 스쿼트

9. 그립에 따른 스쿼트

① 케틀벨 몸통이 아래로 향하는 혼 그립

케틀벨 몸통이 아래쪽으로 향하도록 한 다음 그립과 몸통이 만나는 부분을 잡고 스쿼트를 한다. 케틀벨의 중량이 아래로 향하므로 손과 팔에 힘이 많이 들어간다.

▶ 어깨가 앞으로 말리거나 굽는 현상이 없도록 견갑대(날개뼈)를 최대한 붙인다는 느낌으로 상체를 곧게 세우고 실시한다.

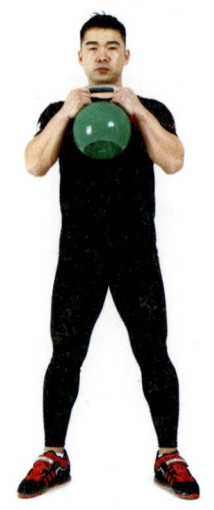

② 케틀벨 몸통이 위로 향하는 혼 그립

케틀벨 중심이 위쪽에 있으므로 케틀벨을 견고하게 잡으려면 강한 팔의 힘을 요구한다.

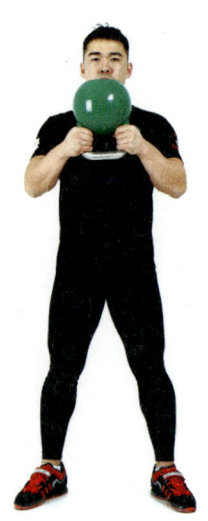

Kettlebell

③ 가블릿 스쿼트

그립이 아래로 향하도록 하여
양손으로 축구 공을 받치듯이 케틀벨을 받쳐서 들고
운동하는 스쿼트이다.

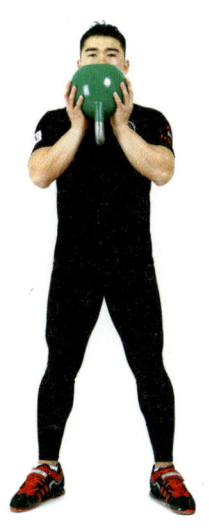

▶ 그립을 다양하게 하면 다양한 부위의 근육이 발달한다.
　특히 어깨, 팔, 손목의 근육이 발달한다.
▶ 그립 형태는 달라도 등 뒤의 견갑대(날개뼈)는
　서로 붙인다는 느낌으로 상체를 곧게 세운다.

10. 스쿼트 종류

① 어깨너비 발 간격의 기본적인 스쿼트

양발은 어깨너비로 벌리고, 발끝은 10도 정도 바깥쪽으로 튼다. 앉을 때 무릎은 운동화와 같은 방향을 향한다.

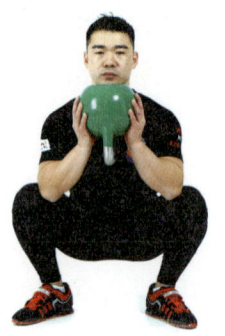

② 발 간격이 어깨보다 넓은 스쿼트

양발의 간격을 어깨너비보다 50% 넓게 서고, 발끝은 바깥쪽으로 틀어준다.
엉덩이가 무릎 혹은 무릎보다 살짝 더 내려오게 한다.
하체 내측과 외측 그리고 둔근(엉덩이 외측 = 중둔근)에 자극을 느낄 수 있다.
무릎은 발끝을 향하도록 한다.

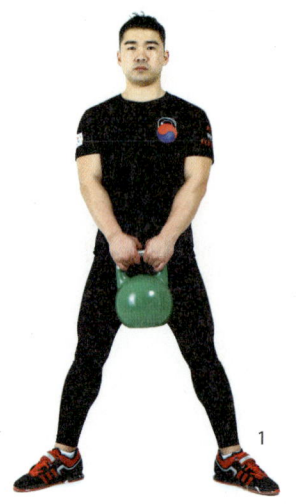
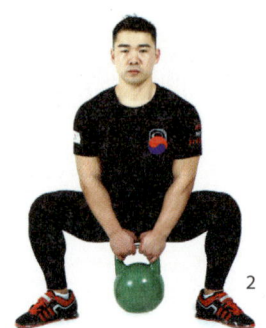

Kettlebell

③ 엉덩이가 무릎 높이까지만 내려가는 하프 스쿼트

일반인들이 스쿼트할 때 내려가는 엉덩이 높이가
무릎 높이다. 히프(둔근)의 운동 느낌이 없으며,
하체의 전면(대퇴사두) 근육이 강한 자극을 느낀다.

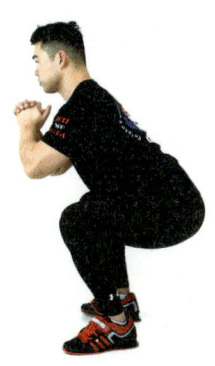

④ 두 개의 케틀벨을 이용한 스쿼트

한 개의 케틀벨로 스쿼트를 해도 좋지만 두 개의 케틀벨로 운동하면 운동 효과를
극대화할 수 있다.

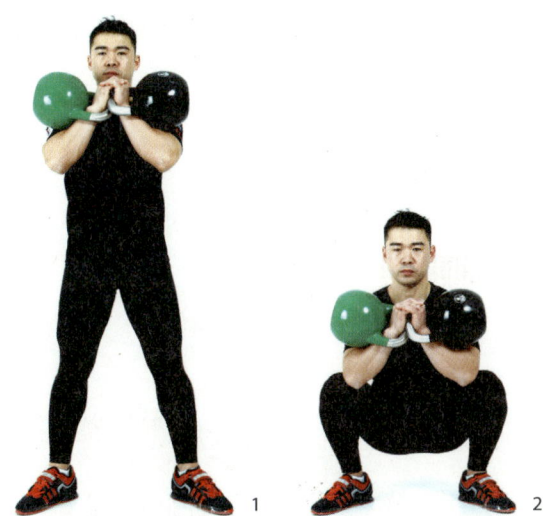

▶ 고중량 케틀벨이 없다면 저중량 케틀벨 두 개를 사용한다.
▶ 두 개의 케틀벨을 이용할 때는 어깨보다 넓게 서서(와이드 스쿼트) 실시해도 좋다.

Fat Killer

 ## 겟업(Get up)

"단 한 가지 운동만 해야 한다면 겟업을 할 것이다."

– FMS 그레이 쿡

인간은 태어나서 누구나 '뒤집기 → 배밀기 → 기어 다니기 → 엎드리기 → 쪼그려 앉기 → 서기' 과정을 거친다. 성장 과정에서 신생아 시기는 신체의 모든 근육을 사용하고, 발달시키는 과정이라고 볼 수 있다.

겟업(Get up)은 재활 운동 및 신경체계를 향상 및 발달시키며 신체 모든 기관의 활동성과 안정성을 높이며, 전신을 통제할 수 있도록 하여 잠자고 있던 신체의 모든 기관들을 깨워줄 것이다.

1. 어깨의 안정화, 고관절 운동(arm bar)

① 1단계

아래와 같이 옆으로 누워서 케틀벨을 수직으로 들고 버틴다.

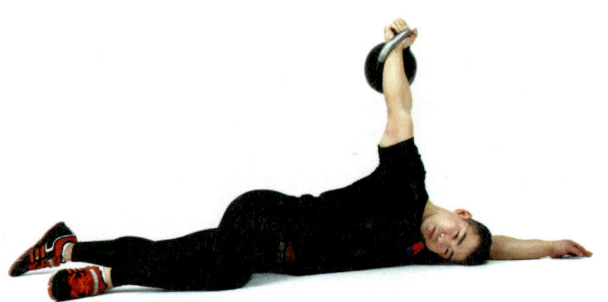

▶ 목과 어깨 근육이 뻣뻣하거나 유연성이 떨어졌을 때 편 팔에 머리를 올리고 운동해도 좋다.

Kettlebell

② 2단계

케틀벨을 들고 있는 팔의 팔꿈치가 상체 옆구리에 닿도록 내렸다가 올렸다를 반복한다. 이때 팔꿈치가 앞뒤로 움직이지 않도록 중심을 잡고 천천히 운동한다.

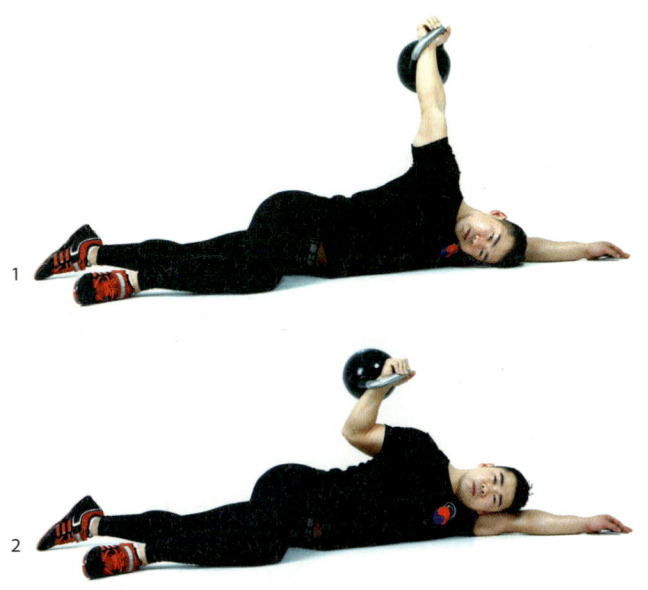

③ 3단계

케틀벨을 들고 있는 팔과 상체는 고정시킨 후 고관절을 돌린다. 코어 근육이 관절을 잘 잡아주면서 근육들이 자연스럽게 움직이게 한다. 이 동작은 '겟업'과 '윈드밀' 운동에도 많은 도움이 된다. 흉추의 활동성, 어깨의 안정화, 고관절 근육을 강화시킨다.

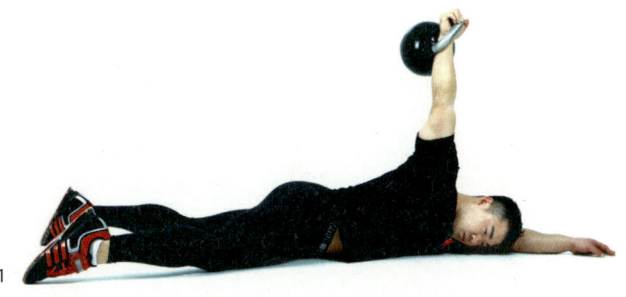

Fat Killer

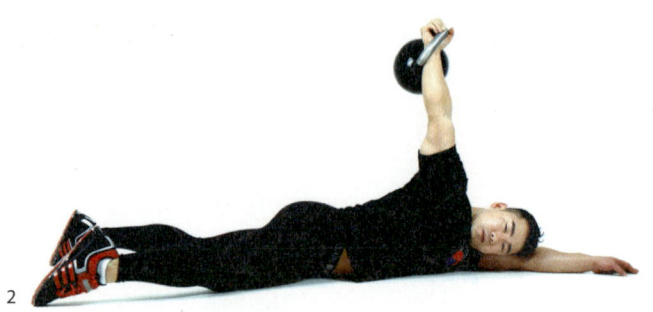

▶ 케틀벨을 들고 어깨의 안정화(arm bar)를 위해 진행했던 3단계 동작은 무거운 물건을 들고 걷거나 움직일 때 어깨 부상을 예방할 수 있다.
▶ 어깨 근력과 관절의 활동성을 요구하는 야구, 배드민턴, 배구, 농구, 골프, 탁구, 테니스 등을 하는 분에게 추천한다.
▶ 남성이나 여성들 중 팔꿈치가 뒤로 10도가량 휘어진 분들이 있다. 이런 분들은 팔을 완전히 펴면 팔이 휠 수 있으므로 살짝 구부려 운동한다.

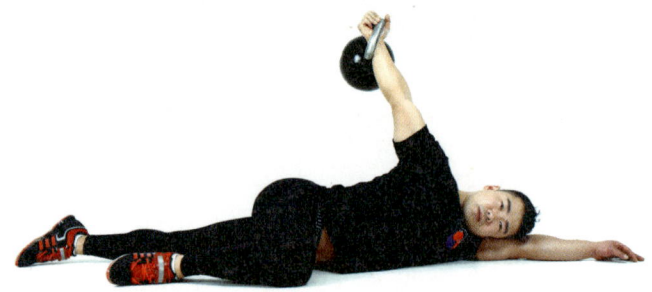

▶ 팔이 수직 상태를 유지 못 할 경우 어깨와 목의 부상 위험이 있으니 주의한다.

Kettlebell

2. 하프 겟업

하프 겟업은 케틀벨 그립을 잡고 누운 자세에서 상체만 일으키는 운동이다.
케틀벨을 오른손으로 잡았다면 오른쪽 다리의 무릎을 세운다.
세운 무릎의 발로 지면을 밀면서 골반을 회전시켜 장요근(대요근, 소요근, 장골근)이 늘어나도록 한 후 코어 근육에 힘을 주어 상체를 일으켜 세운다.

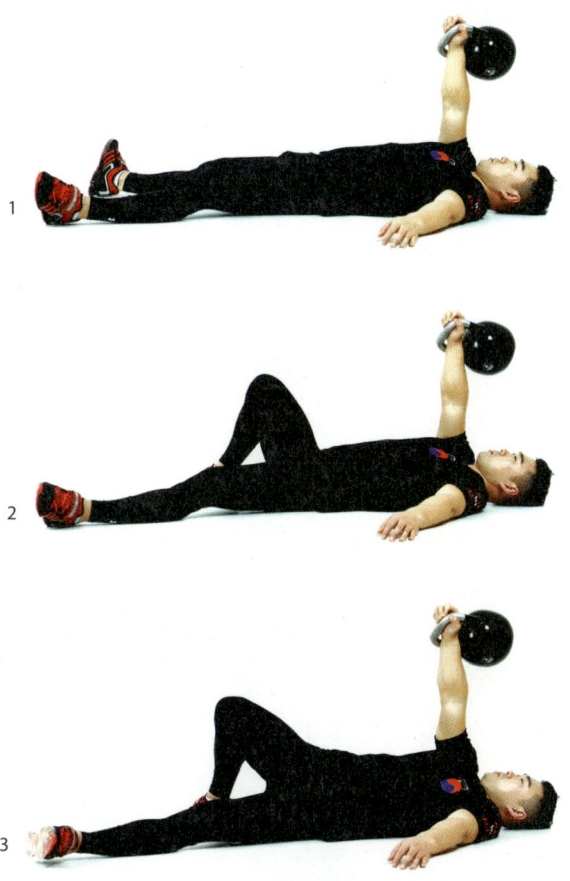

▶ 왼팔은 곧게 펴고 손바닥은 바닥에 닿도록 한다.

Fat Killer

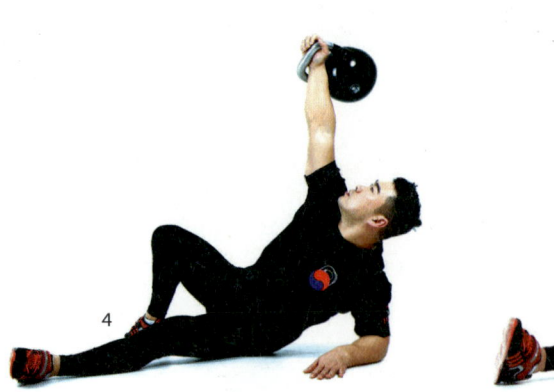
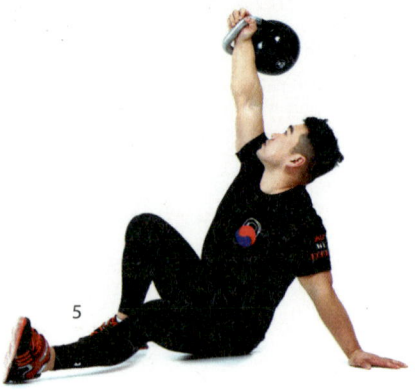

▶ 케틀벨을 들고 있는 팔은 수직 상태를 유지한다.
▶ 바닥을 짚은 팔의 어깨가 말리거나 휘지 않도록 하며 숄더를 패킹한다(어깨 고정).

3. 풀 겟업

누운 자세에서 케틀벨을 들고 일어서는 운동이다.
전신의 근육과 신경을 사용하므로 재활 운동 및 밸런스 트레이닝과
신경체계 향상에 도움이 된다.

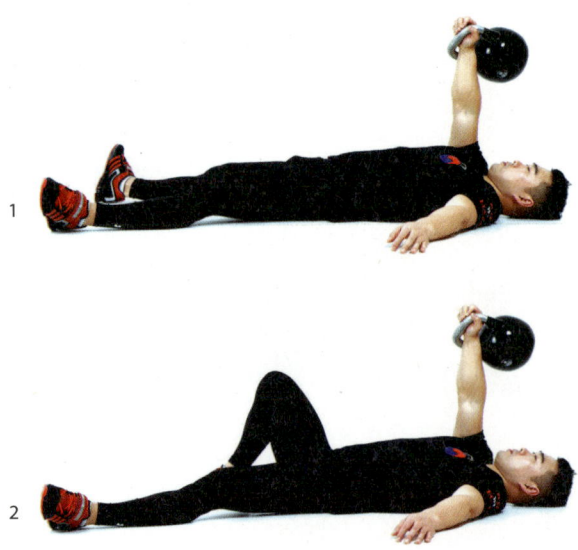

Kettlebell

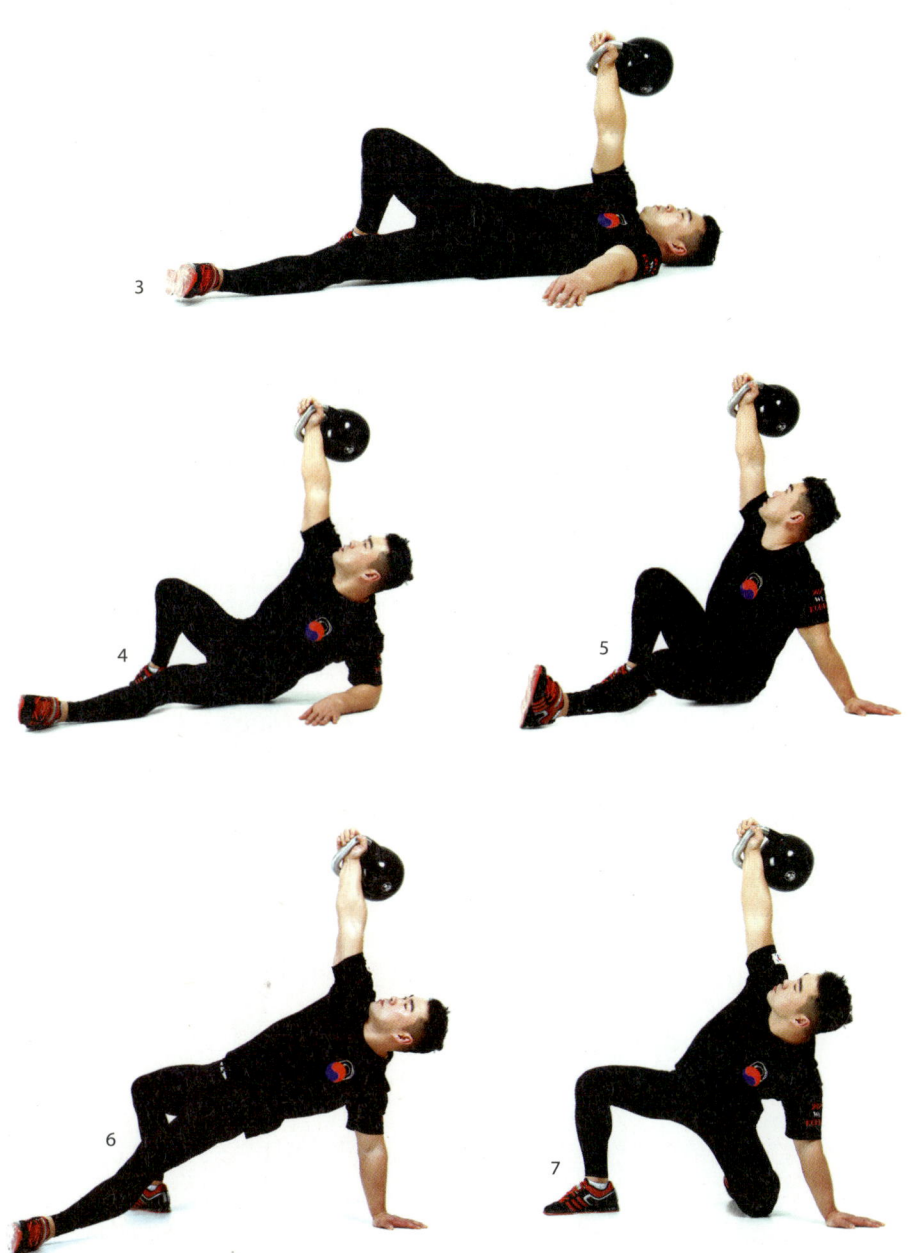

85

Fat Killer

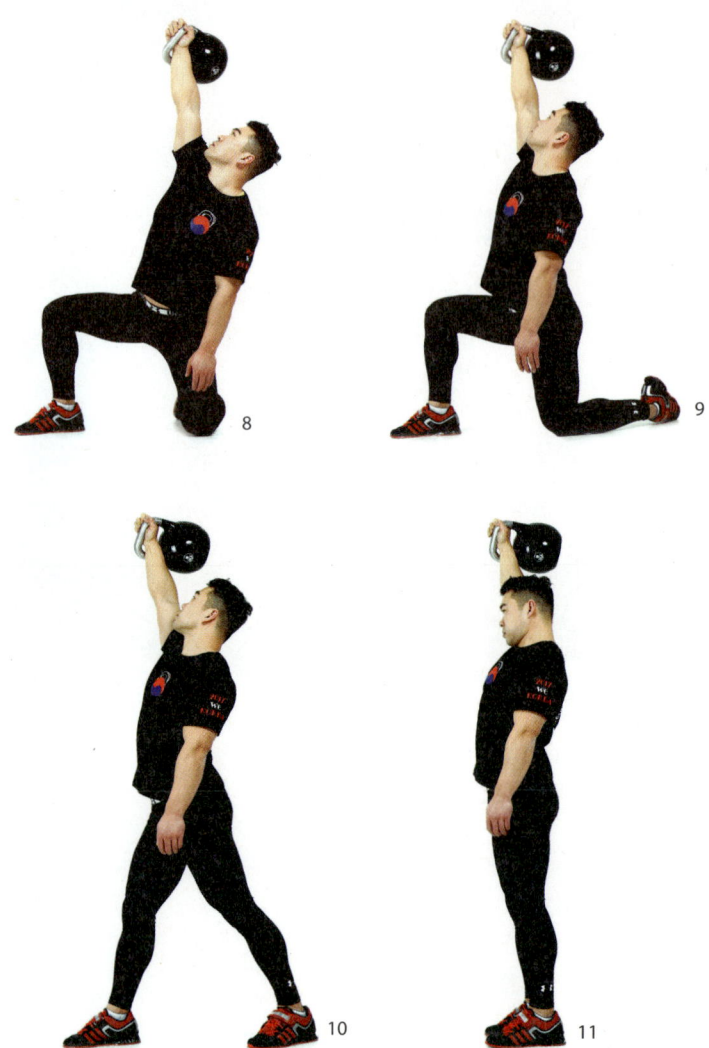

▶ 1번부터 11번까지 한 세트로 하여 반복 실시한다.
▶ 일어서는 동작을 실시했으면 역순으로 눕는 동작을 실시한다.

Kettlebell

4. 겟업 시 문제점 찾기

① 팔이 흔들리는 경우
겟업 시 팔이 흔들리면 케틀벨을 떨어트리지 않기 위해 어깨와 목 등 주변 근육에 힘을 주게 되고, 이는 곧 등 근육과 코어 근육의 불안정으로 이어져 부상 위험이 커진다.

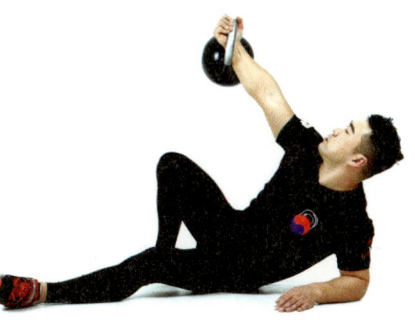

② 특정 근육만을 사용하는 경우
겟업 시 팔이나 다리의 불필요한 동작들은 겟업의 운동 효과를 상쇄시킨다. 상·하체와 코어 근육의 통합 움직임이 패턴을 그리며 전신의 모든 기관과 근육을 사용하도록 해야 한다.

③ 시선은 케틀벨을 향한다.
누운 상태에서 상체를 일으켜 세울 때 시선이 다리 쪽으로 향하면 목이 심하게 구부러져 근육이 뭉치거나 긴장하여 목, 어깨의 통증이 생길 수 있다.

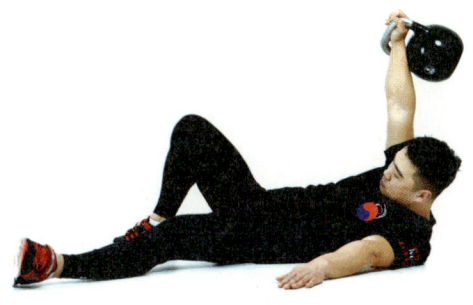

Fat Killer

④ 케틀벨을 잡을 때 주의할 점

누운 자세에서 케틀벨 그립을 잡을 때 손바닥이 몸 안쪽을 향하도록 하여 케틀벨 몸통이 얼굴 위에 오지 않도록 한다. 실수로 케틀벨을 놓치거나 팔의 힘이 약해져 케틀벨이 얼굴로 떨어지면서 자칫 큰 부상을 입을 수 있다.

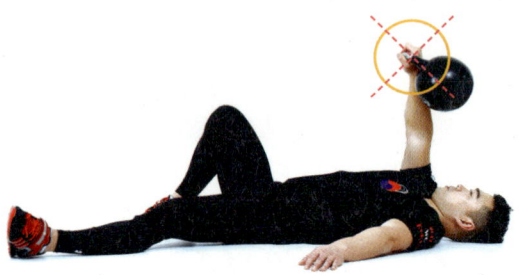

5. 투 암 겟업(두 개의 케틀벨을 이용한 겟업)

운동법
① 누운 자세에서 케틀벨 두 개를 각각 손으로 잡고 팔은 수직 상태를 유지한다.
② 다리를 들어 하체의 반동과 코어 근육을 이용하여 상체를 세운다.
③ 두 다리를 90도로 구부린 후 골반을 이용하여 엉덩이를 움직여 한쪽 무릎을 세운다.
④ 다른 쪽 다리도 움직여 스쿼트 자세를 만든 후 일어선다.

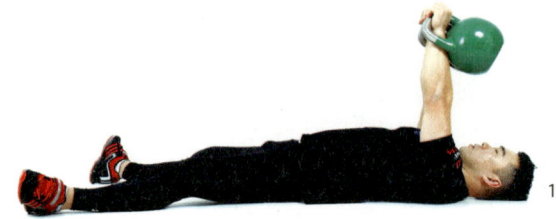

Kettlebell

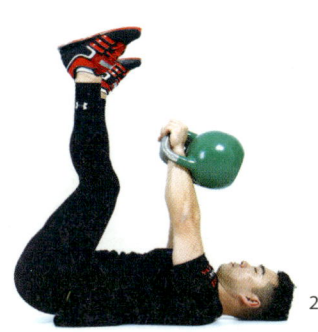
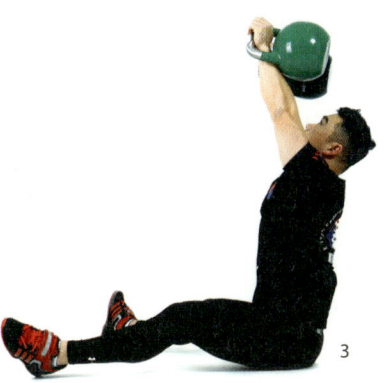
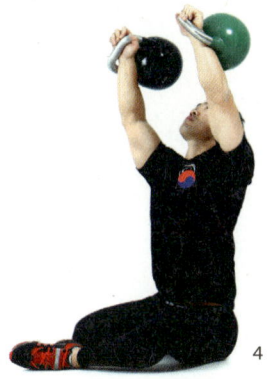
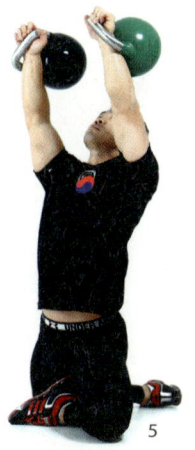
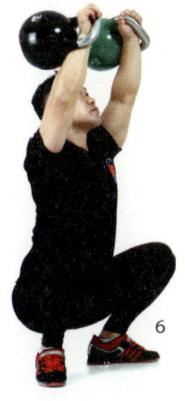
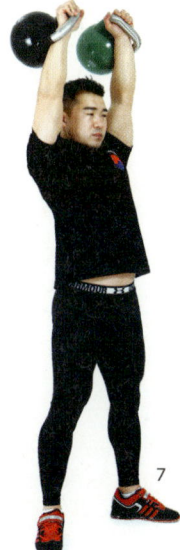

6. 바텀 겟업

이번에는 케틀벨의 몸통이 위로 향하게 그립을 잡고, 겟업을 해보자.

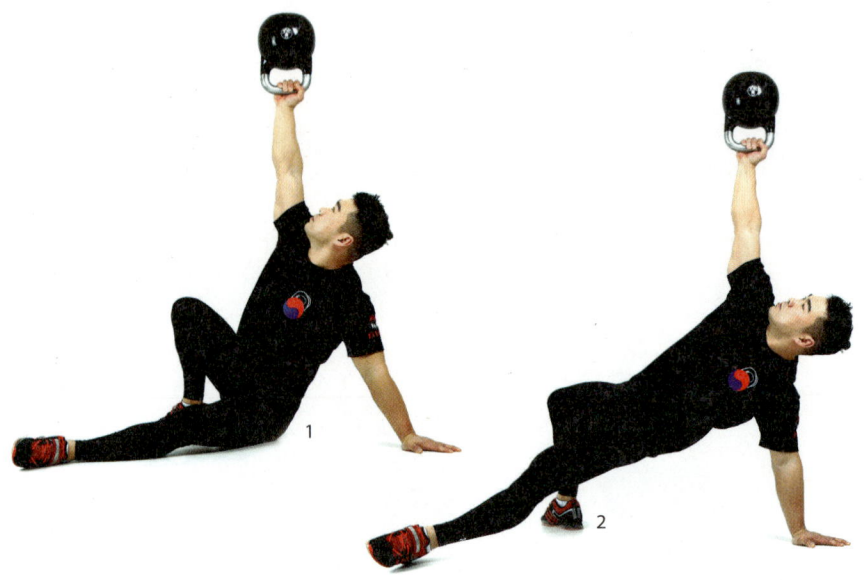

▶ 케틀벨의 무게 중심이 위쪽으로 있으므로 중량에 대한 부담도 커지며, 그립을 잡고 있는 팔 근육도 피로를 많이 느끼게 된다.

Kettlebell

7. 근력이 약하신 분들

케틀벨은 최소 중량이 4kg이므로 여성들이나 근력이 약하여
팔을 수직 상태로 유지하기 어려울 경우 아령(덤벨)으로 실시해도 좋다.

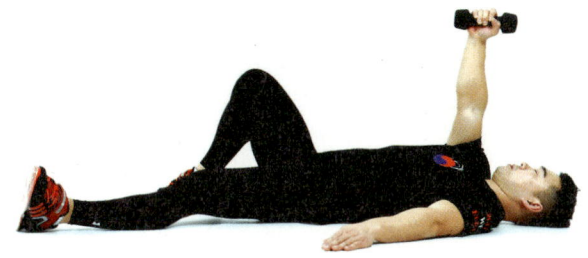

8. 스릴 있게 겟업을 즐기자

겟업 동작을 잘 숙지하고, 모든 동작들을 부드럽게 할 수 있다면 한층 더 재미있고,
스릴 있게 겟업을 즐겨 보자.
주먹을 쥐고 주먹 위에 과일이나 종이컵에 반 정도 물을 채우고 겟업 동작을 하면
움직임에 대한 신중함이 더 깊어질 것이다.

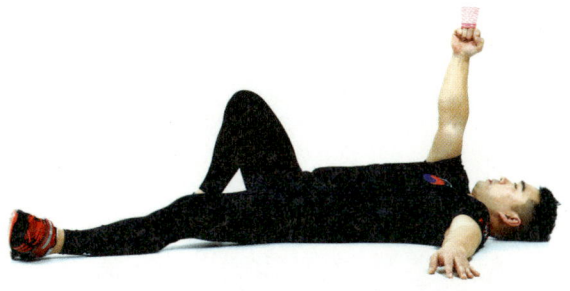

윈드밀(Windmill)

07 ▶▷▷

수직 운동이면서 고관절의 회전을 이용한 운동으로 겟업과 같이 어깨를 안정화시킨다. 흉추의 활동성과 상체 회전을 이용하여 골반을 뒤로 빼며 상체를 측면으로 숙이는 윈드밀은 전신 트레이닝으로 부채처럼 펼쳐지는 12개 늑골간의 유연성이 우리 몸에서 얼마나 중요한지 알게 해준다. 날개뼈(견갑대)를 모아주면서 흉추의 활동성 또한 강화시켜 몸이 곧게 서도록 하여 바른 신체를 갖게 해준다. 신체의 밸런스와 유연성을 필요로 하며 어깨와 허리에 통증이 생길 수 있으니 충분히 스트레칭한 후 실시한다.

운동법
① 양발을 어깨너비보다 조금 넓게 선다(하체 및 상체의 유연성이 좋은 분은 어깨너비로 선다).
② 오른손에 케틀벨을 들고 왼발을 외측으로 틀어준다.
③ 엉덩이를 오른쪽으로 빼면서 상체는 회전하여 왼손으로 발 안쪽을 터치한다(손바닥이나 손가락으로 바닥이나 운동화를 터치해도 좋다).
④ 시선은 케틀벨을 향하며 상체를 회전시키며 내려갔다가 상체를 바르게 세우며 일어선다. 바르게 서면 시선은 정면을 향한다.

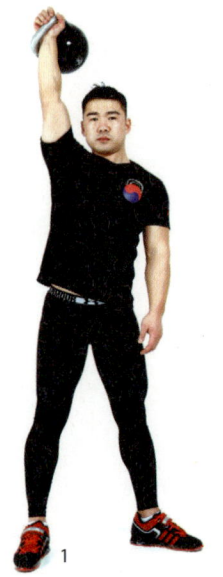
1

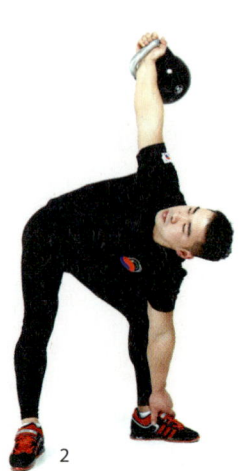
2

Kettlebell

▶ 상체를 숙일 때 가슴 근육으로 팔을 수직으로 세우려고 노력하기보다 등의 견갑대 (날개뼈)를 서로 붙인다는 느낌으로 등 근육에 힘을 주면 팔이 쉽게 수직 상태를 유지할 수 있다.

1. 윈드밀 운동 효과

케틀벨을 이용한 윈드밀 운동은 상체와 하체의 통합적인 움직임을 통한
전신운동이다. 히프가 뒤로 빠지면서 하체와 히프의 운동도 되지만, 상체를 숙였을 때는 케틀벨을 든 팔의 반대편 허벅지 안쪽 근육도 발달하게 된다.
또한 흉추와 대흉근의 활동성과 근육 발달, 로컬 머슬인 속 근육(코어 근육 = 다열근, 횡경막, 골반기저근) 발달에 효과적이다.
스윙, 스쿼트는 전후 및 수직 운동이지만 윈드밀은 좌우로 회전하는 근육을
사용하므로 골프, 볼링, 야구 등 운동선수들에게 효과가 좋다.

2. 윈드밀 운동 시 주의할 점

① **팔은 수직으로 세운다.**
윈드밀 운동 시 어깨가 고정되지 않으면 전구가 소켓 속에 잘 끼워지지 않은 것처럼 어깨 관절이 흔들리면 어깨 회전근개(극상근, 극하근, 견갑하근, 소원근)와 팔이 부상을 당할 수 있다.

② 등을 곧게 편다.

윈드밀 진행 시 등을 굽히면 하체 운동 효과가 감소하고 상체를 회전시키면서 발달되는 근육 및 흉추의 활동성은 제한되며 허리와 팔의 힘으로 케틀벨을 들어 올려야 하므로 어깨와 허리 부상으로 이어진다.

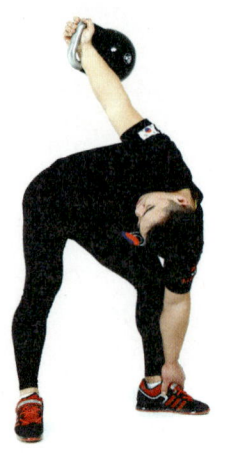

③ 뻣뻣한 몸보다 유연한 몸은 언제나 운동 효과를 상승시킨다.

중둔근, 장경인대 그리고 대퇴근막장근의 충분한 스트레칭이 허리 근육의 움직임과 유연성을 보장한다. 상체를 숙일 때 히프가 대각선 방향으로 빠지면 관련 근육들의 유연성이 떨어져 허리 부상을 당할 수 있다.
12개의 늑골 사이사이 근육의 유연성은 상체를 숙일 때 회전되는 상체를 부드럽게 만들어주며, 부채처럼 잘 펴진 신체를 만든다.

▶ 케틀벨을 이용한 근막, 근육 이완법을 참고한다.

④ 케틀벨 no! 아령(덤벨)으로도 해보자.

여성들이나 초보자들은 케틀벨의 최소 중량인 4kg(현재 판매되고 있는 최소 중량)이 무거울 수 있으므로 보다 가벼운 아령(덤벨 = 1kg, 2kg, 3kg)으로 운동해도 좋다.

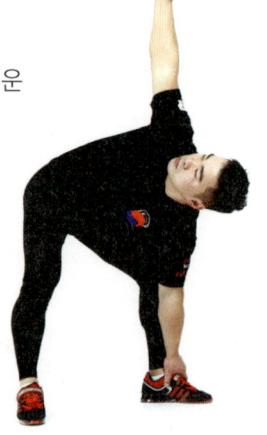

Kettlebell

3. 윈드밀을 위한 준비 운동

① 흉추의 활동성을 위한 스트레칭

바닥에 누워 양팔을 옆으로 펴고 두 다리는 붙인다. 오른쪽 무릎을 굽혀 왼쪽으로 넘긴 후, 왼손으로 무릎을 살짝 누른다. 시선은 오른쪽을 보고 수 초간 정지한다. 좌우로 실시한다.

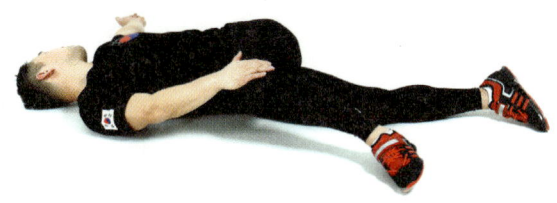

② 어깨의 안정화를 위한 준비 운동

어깨의 안정화, 고관절의 움직임을 위한 겟업 운동 전에 했던 준비 운동(arm bar)을 해주면 좋다.

③ 외복사근을 강화하라.

보행 시 직접 사용하는 근육은 하체의 전면 근육과 후면 근육이지만 내측과 외측에 위치한 근육과 인대들은 보행이 잘되도록 숨어서 돕는 역할을 한다.
윈드밀 시 상체를 숙일 때 신체가 잘 회전할 수 있도록 잡아주는 근육이 외복사근과 전거근이다. 외복사근이 무너지면 측만이 생기고, 전거근이 약하면 어깨와 등이 앞으로 굽는 체형이 된다. 쉽게 할 수 있는 '플랭크' 동작이나 '사이드플랭크' 동작으로 숨어서 제 역할을 하는 근육을 발달시켜 보자.

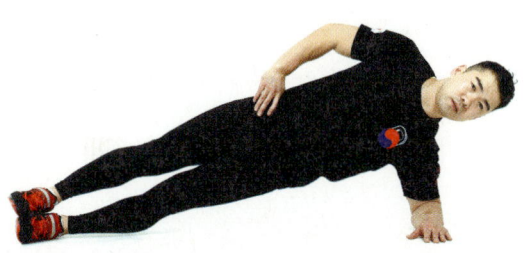

Fat Killer

④ 윈드밀의 효과를 UP 시키자.

윈드밀 운동 시 케틀벨을 들고 있는 반대쪽 팔은 운동화를 터치하거나 신발의 안쪽이나 바닥을 터치해도 좋지만 신발의 바깥쪽 바닥을 터치하는 것도 좋다.

▶ 견갑대를 서로 더 가깝게 붙이고,
  등을 더 펴면 상체의 운동량이 증가한다.

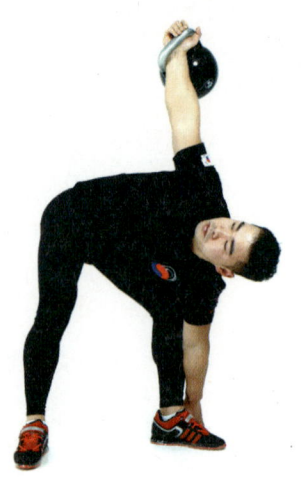

Kettlebell

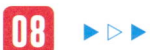 ▶ ▶ ▶ 케틀벨을 이용한
부위별 웨이트 운동

1. 가슴

① 케틀벨 팔 굽혀 펴기

맨손으로 푸시업할 때보다 가슴에 큰 자극을 전달하며, 그립을 잡은 손과 팔 등 상체의 모든 부위가 운동이 된다.

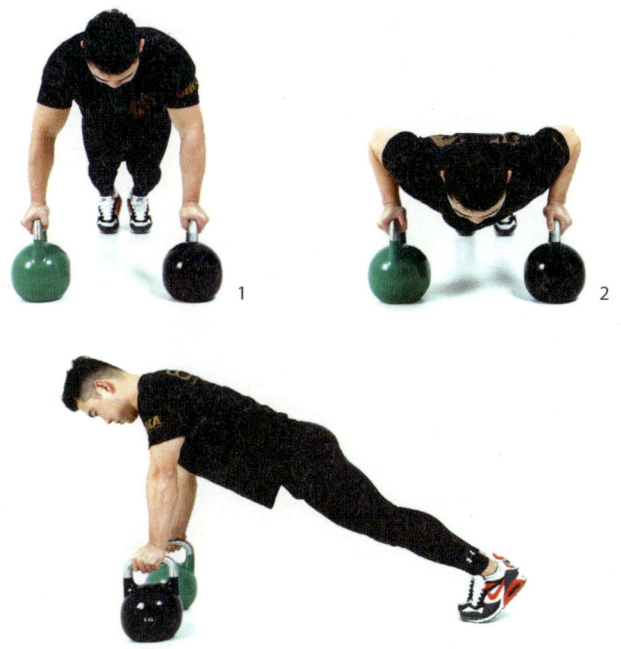

운동법 ① 양손으로 케틀벨 그립을 잡고 엎드린 자세에서 상체는 곧게 편다.
② 팔을 구부렸다 폈다를 반복한다.

▶ 으쓱하는 동작처럼 어깨에 힘이 들어가지 않도록 주의한다.

Fat Killer

② 누워 케틀벨 들고, 수직으로 팔 펴기

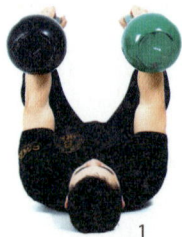
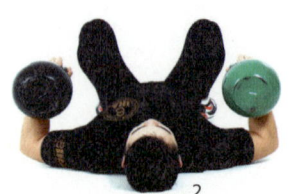

운동법 ① 누워서 무릎을 구부린 후 등은 바닥에 닿고 허리는 살짝 뜨는 자세를 잡는다.
② 양손으로 케틀벨의 그립을 잡고, 팔꿈치가 지면에 살짝 닿으면 다시 팔을 뻗는다. 코어 근육과 등 근육이 긴장 상태를 유지해야 팔이 흔들리지 않는다.

▶ 턱을 당겨 목 근육인 두장근과 경장근에 살짝 힘이 들어가도록 한다. 하루 종일 컴퓨터 앞에서 거북목이 되어 퇴근한 당신의 등과 목을 바르게 세워줄 것이다. 어깨와 등이 앞으로 굽은 분들은 가슴 근육의 발달로 자연스럽게 척주가 세워진다.

③ 누워서 케틀벨 들고, 옆으로 벌렸다가 모으기

누워서 케틀벨 두 개를 들고, 팔을 옆으로 벌렸다가 모으는 운동이다. 가슴 근육을 키우고 예쁜 모양을 만들고 싶은 남성에게 추천한다. 여성은 아령을 들고 해도 좋다.

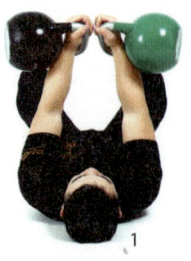
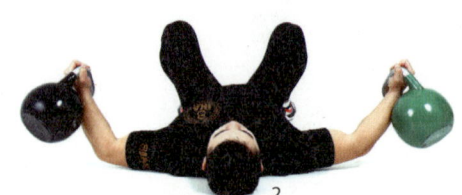

▶ 팔을 벌렸을 때 케틀벨이 바닥에 닿지 않도록 한다.

Kettlebell

④ 누워서 케틀벨 들고, 머리 위로 내린 후 다시 가슴 위로 올리기

머리 위쪽으로 많이 내렸다가 다시 팔을 올릴 때 가슴 근육 전체와 전거근(가슴 아래와 옆 부분)에 자극을 준다. 여성에게 추천하는 운동이다.

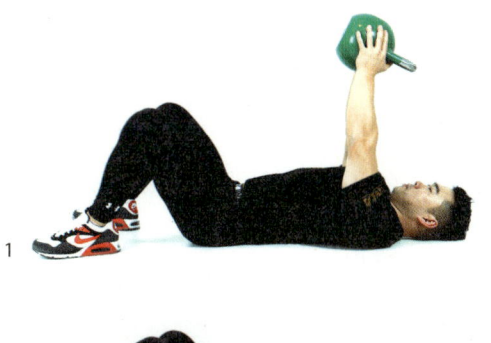

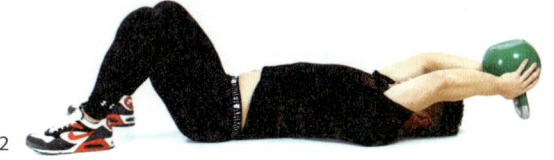

운동법 ① 누워서 무릎은 굽히고 등은 바닥에 붙인 다음, 허리는 살짝 드는 자세를 잡는다.
② 가슴 위에서 케틀벨 몸통(둥근 부위)을 잡아 팔을 쭉 뻗는다.
   팔을 편 상태에서 원을 그리듯 머리 위쪽으로 내렸다가 다시 올린다.

▶ 이 운동 역시 앞으로 굽는 상체를 바르게 세우는 데 좋은 운동이다.
우리가 흔히 하는 코어 운동 중 팔로 버티는 '암 플랭크'와 팔꿈치로 버티는 '엘보 플랭크' 역시 등 근육(광배근, 대원근, 능형근)과 전거근을 긴장시켜 몸이 곧게 펴지도록 한다.

2. 등

① 상체 숙여 케틀벨 당기기

케틀벨을 상체 옆으로 당기는 운동으로 등 근육을 발달시키고, 등과 허리를 곧게 펴주는 운동이다.

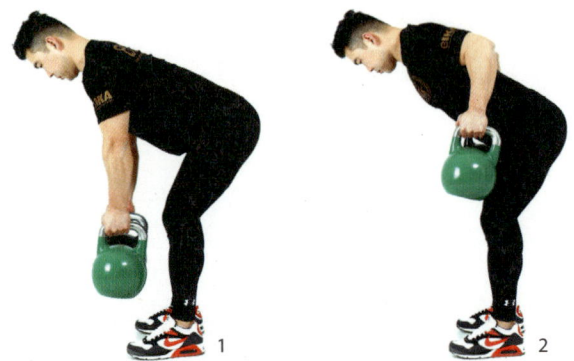

운동법 ① 양손으로 케틀벨를 들고 상체는 앞으로 45도 정도 숙인다.
② 상체는 고정하고 팔의 힘만으로 케틀벨을 들었다 내린다.

▶ 케틀벨을 한 개만 사용하여 운동할 경우
▶ 피트니스 센터에서 '바벨'이나 '덤벨(아령)' 을 사용하여 이 운동을 하는 분들의 경우, 목 근육의 뻐근함 그리고 어깨 근육의 발달로 운동 후 등 근육보다 어깨와 목에 더 큰 자극을 느끼게 된다. 운동할 때는 턱을 가슴 쪽으로 당겨 머리의 중앙(정수리)에서 항문까지 일자가 되도록 한다.

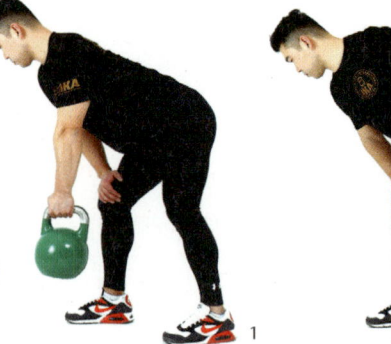
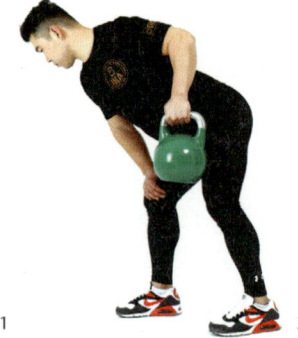

Kettlebell

② 케틀벨 들고 상체 숙인 후 일어서기

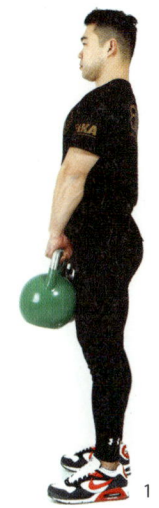 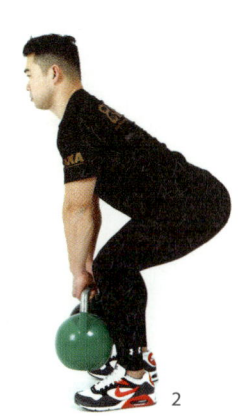 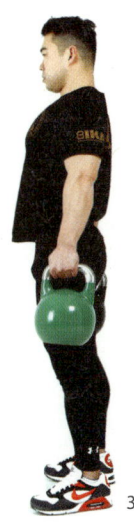
1   2   3

운동법
① 케틀벨을 양손으로 잡고, 두 발은 어깨너비로 선다.
② 히프가 뒤로 빠지면서 상체를 앞으로 숙였다 일어선다. 등은 곧게 편 상태를 유지한다.

▶ 허벅지 뒷부분(햄스트링), 엉덩이(히프), 허리 근육을 강화시킨다.
▶ 상체를 숙인다는 느낌보다 엉덩이를 뒤로 뺀다는 느낌으로 케틀벨을 발등 위로 내린다.

Fat Killer

3. 어깨

① 케틀벨 들고 머리 위로 만세하기

운동법

① 양손으로 케틀벨을 들고 선다.
② 머리 위로 팔을 편다.

케틀벨을 내릴 때 가슴 앞쪽으로
오도록 하여 가슴, 전완근, 이두근에
안착하므로 쉬는 동작이 되어
어깨 근육 피로도가 낮다.

▶ 양손을 번갈아가며 운동해도 좋다.

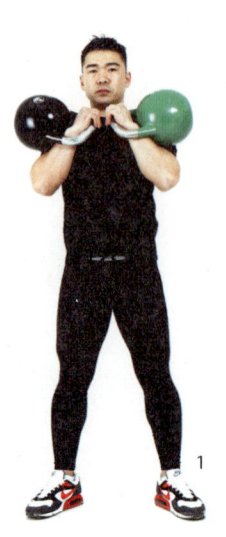
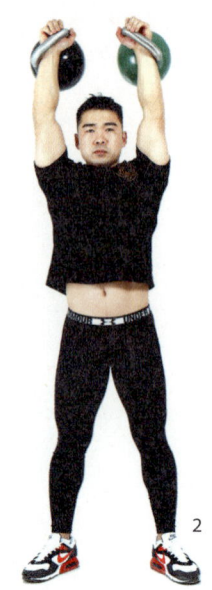

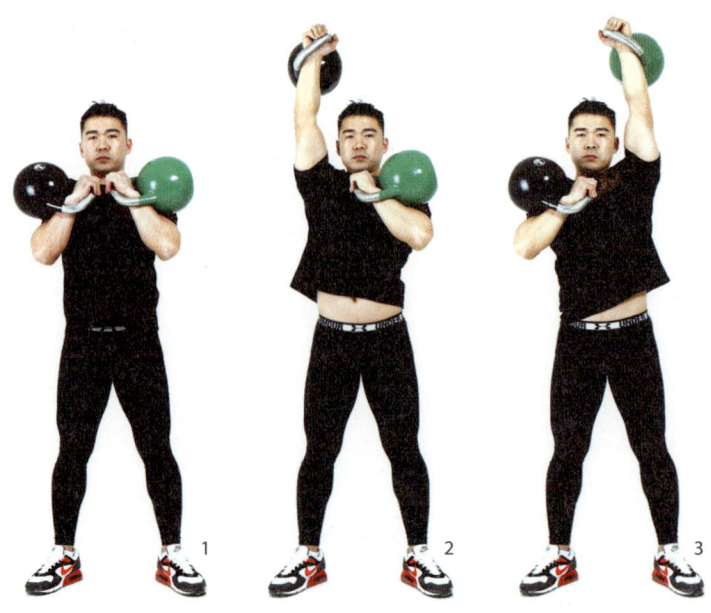

Kettlebell

② 케틀벨 옆으로 들어 올리기

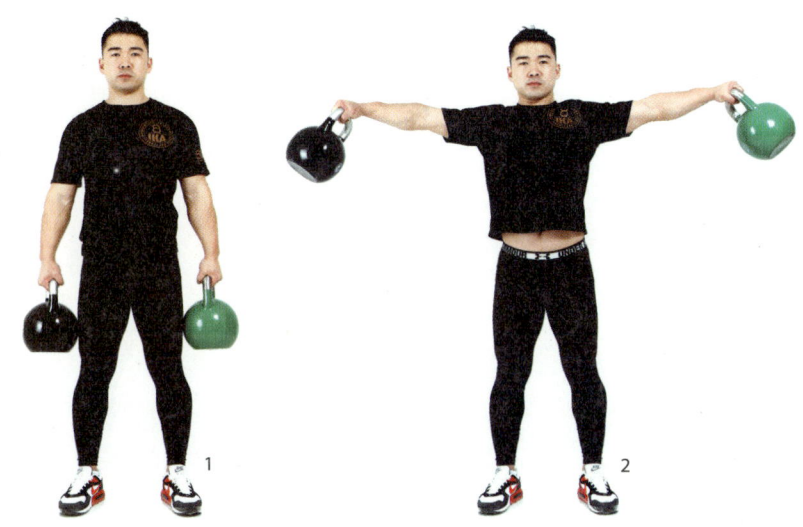

운동법 ① 양손으로 케틀벨을 들고, 두 발은 어깨너비로 선다.
② 팔을 편 채 케틀벨을 어깨 높이까지 들어 올린다.

이 운동은 어깨의 측면 근육을 발달시킨다.
남성에게는 강하고 멋진 어깨를, 여성에게는 예쁜 어깨 라인을 만들어준다.

▶ 양손이 어깨보다 높이 올라가면 승모근이 발달되므로 어깨 높이까지만 올리고,
여성이나 운동을 처음 하는 분들은 저중량 덤벨(아령)로 실시한다.

③ 케틀벨 신체 앞으로 들어 올리기

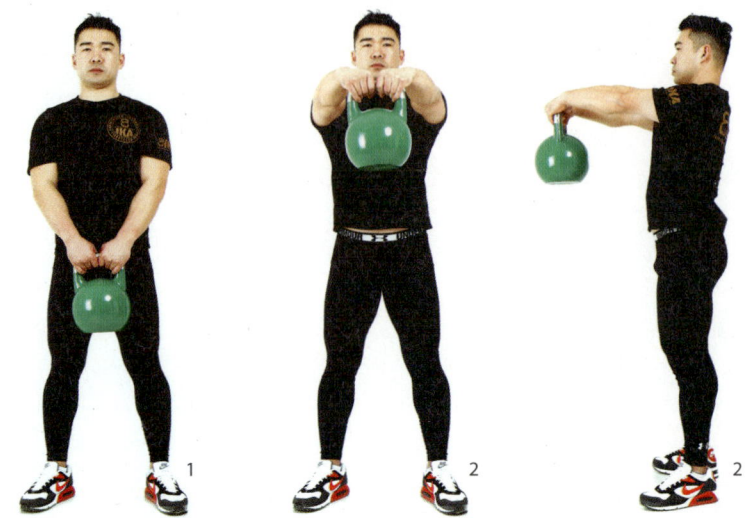

운동법　① 양손으로 케틀벨을 들고, 두 발은 어깨너비로 선다.
　　　　　② 상체를 고정한 채 팔을 굽히지 않고 케틀벨을 들어 올린다.

▶ 이 운동은 어깨의 전면 근육을 발달시킨다.
▶ 무거운 케틀벨로 오랫동안 운동할 경우 승모근이 '으쓱' 하게 되어 전면 어깨 근육보다 승모근이 발달하므로 주의한다.

Kettlebell

④ 머리 주위로 케틀벨 회전시키기

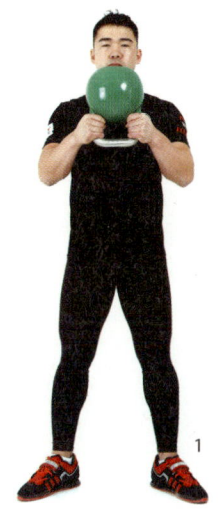
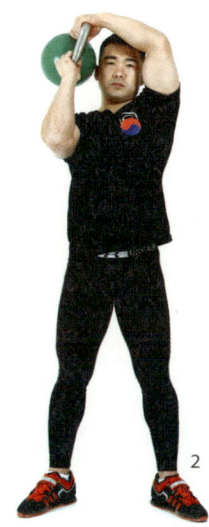
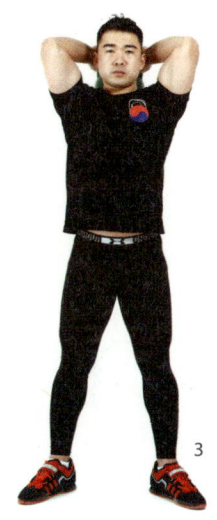

운동법

① 케틀벨의 손잡이 옆 부분(혼)을 잡고, 몸통이 위로 오도록 거꾸로 들고 선다.
② 두발은 어깨너비로 벌리고, 케틀벨을 머리 주위로 돌린다.

웨이트하는 남성에게는 운동 전후 가볍게 어깨의 긴장을 풀어주기에 좋은 운동이며, 중량을 늘리면 어깨 근육을 단련하는 데 좋다.

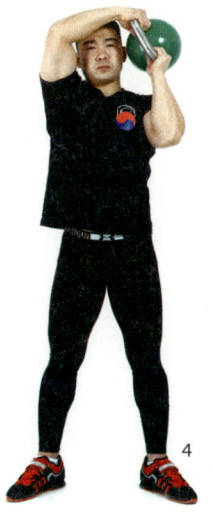
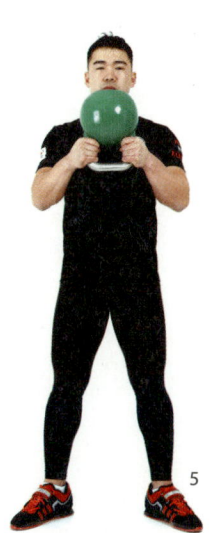

▶ 팔꿈치를 옆으로 많이 벌리면 어깨 부상의 원인이 된다. 머리에서 발바닥까지 신체를 바르게 세우고, 코어의 긴장감을 유지한 채 실시해야 해당 부위의 근육을

발달시킬 수 있다. 케틀벨이 무거울 경우 덤벨(아령)의 양쪽을 잡거나 5kg 중량 원판을 들고 해도 좋다.

⑤ 양손으로 케틀벨 들고, 턱 높이까지 올리기

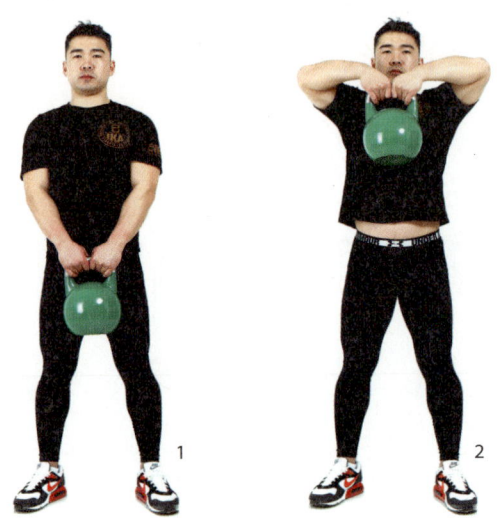

운동법 ① 케틀벨을 들고, 두 발은 어깨너비로 선다.
② 케틀벨 손잡이가 턱 밑 부분까지 오도록 들어 올린다. 전면(앞)에서 보면 팔꿈치 부분이 V 자 모양이 되도록 한다.

▶ 웨이트 트레이닝을 많이 하는 분들은 어깨 관절의 활동 범위가 축소되어 팔꿈치가 V 모양이 되지 않을 수 있다. 어깨가 '으쓱' 하는 동작이 될 경우 케틀벨의 높이를 턱보다 조금 낮게 올린다.

Kettlebell

4. 팔

팔 뒤쪽(상완삼두근)

① 누워서 케틀벨 들고, 팔 굽혔다 펴기

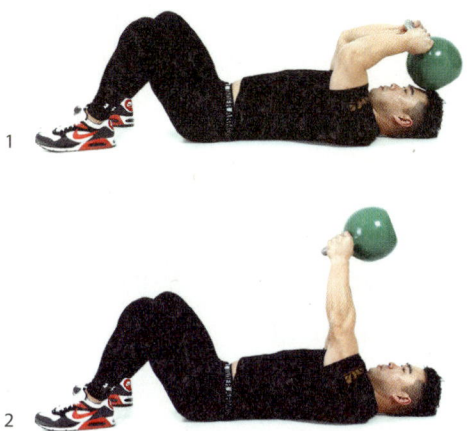

운동법
① 누워서 케틀벨의 혼(손잡이 옆 부분)을 잡는다.
① 팔꿈치를 굽힌 상태에서 케틀벨을 머리까지 내렸다가 들어 올리며 팔을 편다.

▶ 출렁거리는 팔의 지방을 없애는 데 가장 효과적인 운동이다.
▶ 피트니스 센터에서 남성들이 하는 '라잉 오버 익스텐션', '덤벨 오버 헤드 익스텐션'이라는 운동과 같은 것이다.

② 상체 숙여 팔 굽혔다 펴기

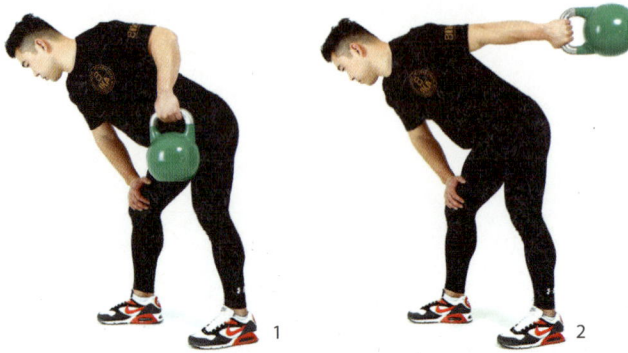

운동법 ① 케틀벨을 들고 상체를 앞으로 40~45도 정도 숙여 곧게 편 상태에서 팔꿈치가 등보다 살짝 높이 올라오도록 팔을 굽힌다. 허리의 통증이 느껴지면 무릎을 살짝 굽힌다.
② 케틀벨을 들어 올리며 팔을 히프 쪽으로 편다.

▶ 팔의 뒷부분에 강한 자극을 느낄 수 있다.
  여성의 경우 덤벨(아령)을 들고 해도 좋다.
▶ 이 운동은 팔 뒤편의 바깥쪽을 탄력 있게 만드는 운동이다.

Kettlebell

③ **서서 케틀벨 들고, 머리 뒤로 팔꿈치 굽혔다 펴기**

운동법 ① 똑바로 서서 한 손으로 케틀벨을 잡고 머리 뒷부분에 오게 한다.
② 케틀벨을 머리 위로 올렸다 내리는 동작을 반복한다. 양손으로 실시해도 좋다.

▶ **한 손으로 할 경우**

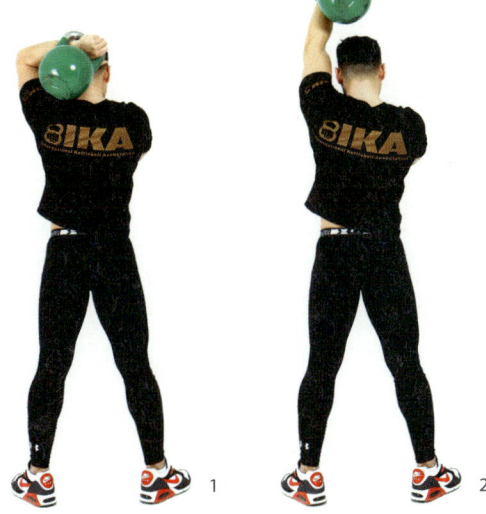

▶ **두 손으로 할 경우**

머리에서 발끝까지
신체를 반듯하게 세우고,
시선은 정면을 본다.

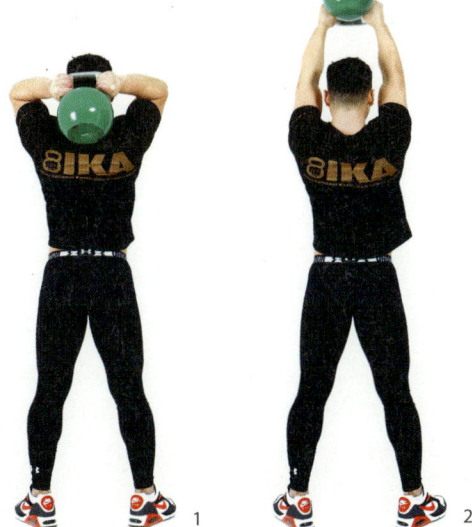

팔 앞쪽(상완이두근)

① 양손으로 케틀벨 그립 옆에 잡고, 들어 올리기

운동법
① 양손으로 케틀벨을 잡고 선다.
② 케틀벨 그립이 가슴에 닿도록 올렸다가 내리는 동작을 반복한다.

▶ 팔의 전면 근육을 발달시킨다.

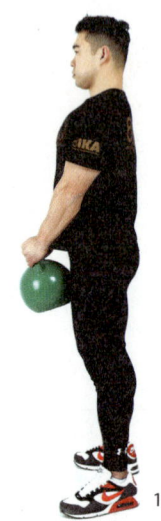
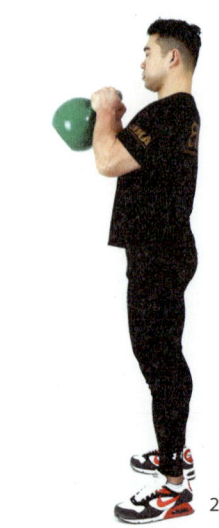

▶ 케틀벨 그립의 옆 부분인 혼을 잡고, 케틀벨을 거꾸로 들고 운동해도 좋다.
▶ 케틀벨을 이용하여 이두근육의 외측을 발달시키는 운동으로 아령이나 덤벨로 실시하는 '헤머컬'과 같은 운동이다.

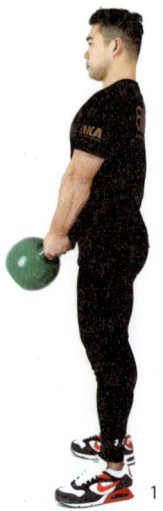
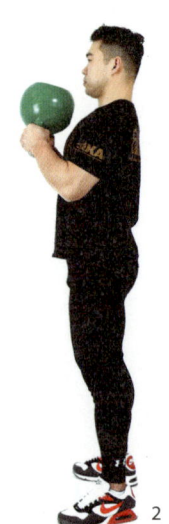

Kettlebell

▶ 한 손에 케틀벨을 하나씩 들고 운동할 수도 있다.

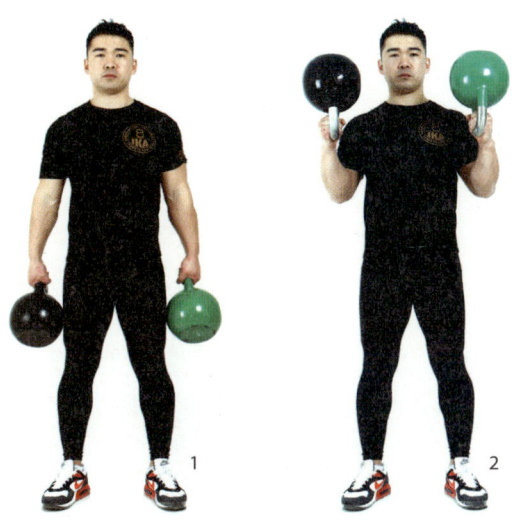

▶ 혼 그립을 잡은 경우 상완이두근의 외측이 발달된다. 이두근의 외측 근육이 어깨에서 시작하므로 어깨의 통증이 생기거나 케틀벨을 들어 올린 동작에서 강하게 수축 시 어깨가 앞쪽으로 움직이지 않도록 주의한다.

5. 하체

① 케틀벨 들고, 앉았다 일어서기

운동법

① 양손으로 케틀벨을 받쳐 든다.
② 상체는 곧게 세운 후 케틀벨 몸통이 위쪽을 향하도록 한다.
③ 앉았다가 일어서는 동작을 반복한다.

▶ 하체 운동의 꽃 스쿼트는 하체와 힙의 근육을 발달시킨다.

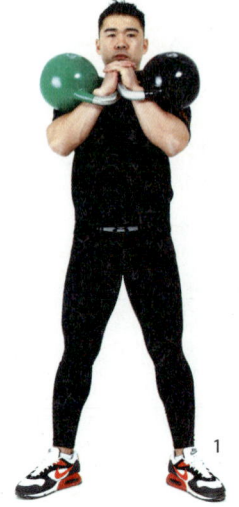
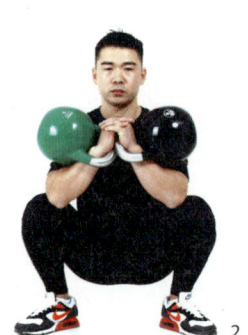

② 케틀벨 들고, 양발 어깨보다 넓게 벌리고 앉았다 일어서기

운동법

① 양손에 케틀벨을 들고, 스쿼트 자세보다 두 발을 더 넓게 벌리고 선다.
② 힙이 무릎보다 살짝 더 내려가도록 앉았다가 일어서는 동작을 반복한다.

▶ 케틀벨을 한 개만 들고 할 수도 있다. 하체 전체와 힙업에 좋은 운동이다.

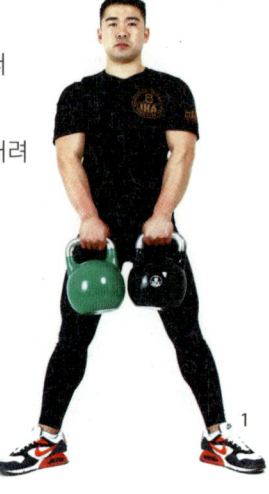
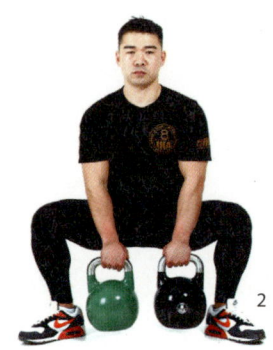

Kettlebell

▶ 스텝 박스를 두 개 포개놓은 후 올라가서 와이드 스쿼트를 진행해 보자. 케틀벨을 발바닥 아래로 내릴수록 운동 강도가 증가한다. 단, 상체는 곧게 세운다.

③ 케틀벨 들고, 양발 앞뒤로 벌린 후 앉았다 일어서기

하체 운동의 꽃이 스쿼트라면, 하체 운동의 끝은 런지이다.

운동법
① 케틀벨을 양손으로 들고 양발은 앞 뒤로 충분히 벌린다.
② 두 다리를 동시에 굽혀 앉았다가 일어서는 동작을 반복한다.
③ 앉을 때 무릎은 90도를 유지하며 무릎이 땅에 닿지 않도록 한다.

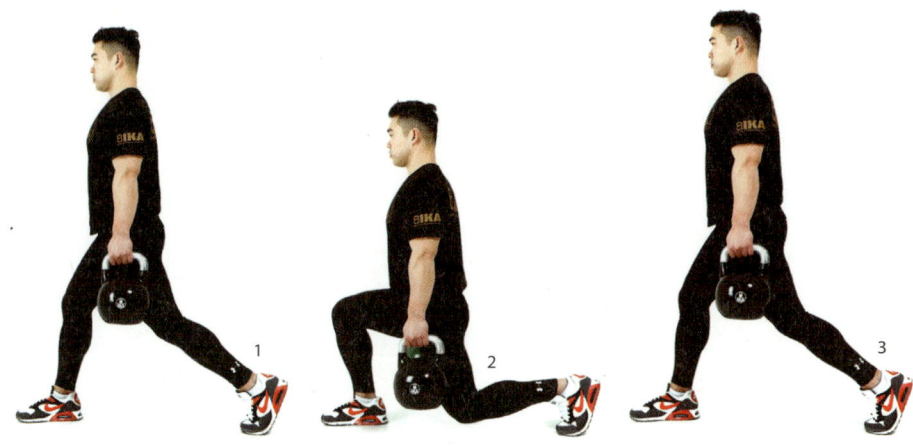

▶ 하체의 모든 부위를 트레이닝시키며, 처진 히프 근육을 탄력 있게 만든다. 앉을 때 무릎 각도가 90도가 되도록 하고, 일어설 때 뒤꿈치를 세워 허벅지 뒷부분을 자극한다.

▶ 런지하는 분들에게 나타나는 공통적으로 잘못된 자세가 있다. 대퇴 전면 근육이 크고 잘 발달되어 앉을 때 체중이 앞 다리에만 실려 무릎이 앞으로 튀어나오는 경우이다. 특히 워킹 런지에서 그런 자세가 많이 나오는데, 앉을 때는 뒤에 위치한 다리에도 체중을 실어 상체를 최대한 곧게 편 상태에서 앉았다가 일어서기를 반복해야 한다.

6. 복부

① 누워 상체 들기

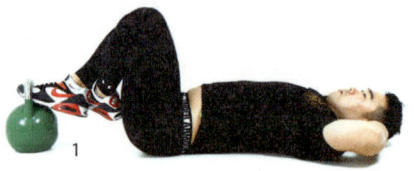
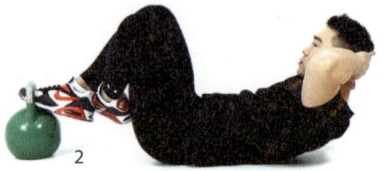

운동법 ① 누운 자세에서 케틀벨 손잡이에 발을 끼운다(운동 중 상하체의 반동이나 허리의 통증을 예방할 수 있다).
② 손은 깍지를 끼워 뒤통수에 대고 견갑대(날개뼈)가 바닥에서 들릴 정도만 상체를 일으킨다.

▶ 상복부 운동이다. 머리를 강하게 잡아당겨 목에 자극을 주지 않는다.

② 누워서 상체 틀어 올리기

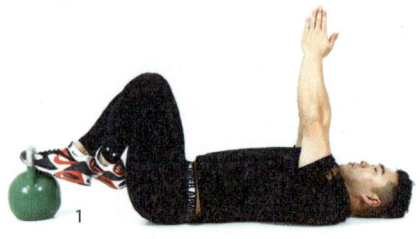
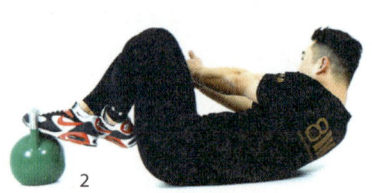

운동법 ① 누운 자세에서 케틀벨 손잡이에 발을 끼운다(운동 중 상하체의 반동이나 허리의 통증을 예방할 수 있다).
② 양팔을 펴서 손바닥을 붙인 상태에서 상체를 옆으로 비틀며 일으켜 세운다.

▶ 복부의 상복부와 측면에 위치한 외복사근을 단련시킨다.

Kettlebell

③ 누워서 케틀벨 잡고, 다리 들어 올리기

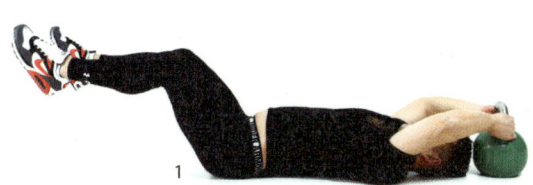
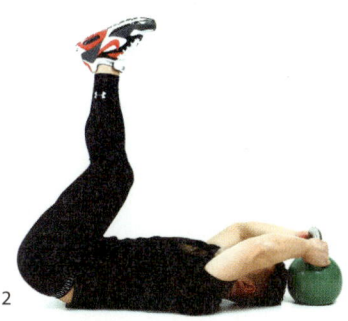

운동법 ① 머리 맡에 케틀벨을 놓고 누워서 양손으로 그립을 잡는다.
② 두 다리를 들어 올려 아랫배를 자극한 후 내리는 동작을 반복한다.

▶ 하복부 운동이다. 다리를 많이 내리면 허리가 바닥에서 들려 허리 통증이 생길 수 있으니 다리는 허리가 바닥에서 살짝 떨어지는 정도까지만 내린다.
▶ 다리를 너무 많이 내리면 허리 통증이 생길 수 있으므로 주의한다.

④ 케틀벨 들고, 상체 옆으로 숙이기

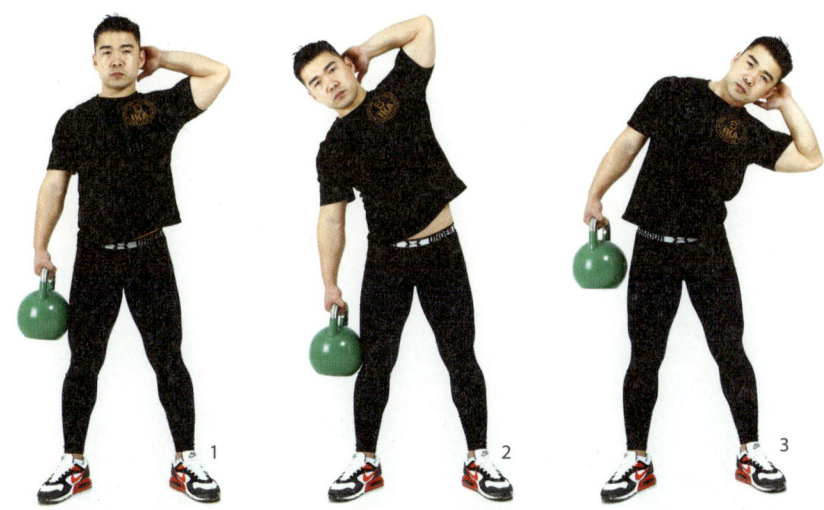

운동법 ① 한 손에는 케틀벨을 들고, 다른 한 손은 머리 뒤에 살짝 붙인다.
② 시선은 정면을 향하며, 호흡을 들이마시고, 상체를 케틀벨을 들고 있는

Fat Killer

반대편으로 숙인 후 호흡을 내쉰다.

▶ 여성들의 허리 살인 '러브핸들'을 줄이고, 예쁜 허리 라인과 탄탄한 복근을 만들 수 있는 대표적인 옆구리 운동이다.

⑤ **자리에 앉아 케틀벨 들고, 상체 좌우로 돌리기**

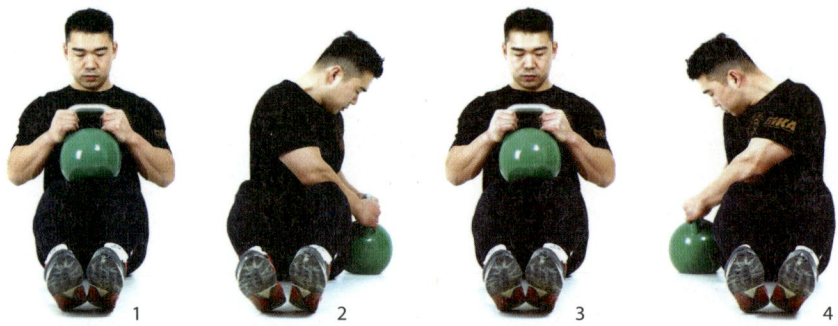

운동법
① 혼 그립을 잡고, 앉아서 상체는 곧게 세운 후 뒤로 비스듬히 젖힌다.
② 호흡을 들이마시고, 상체를 옆으로 틀면서 복부의 측면을 자극한 후 반대편으로 상체를 틀어준다. 반복한다.

▶ 뱃살도 제거하고, 허리 라인도 예쁘게 만들어주는 운동이다. 상체를 곧게 세우고, 하체와 반대로 상체를 틀어주면서 호흡을 내쉬며 복부에 자극을 준다.

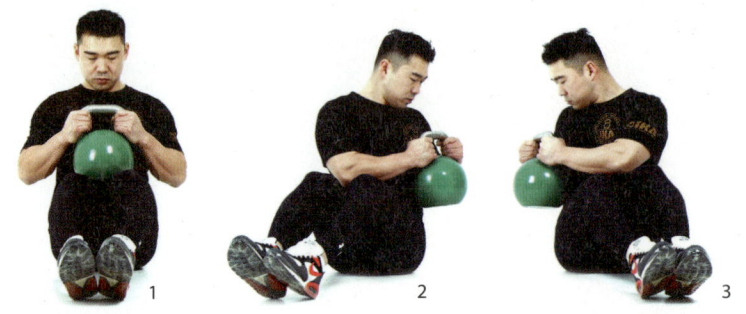

Kettlebell

케틀벨을 이용한 저글링

코어 근육과 하체의 안정성을 바탕으로 운동하는 케틀벨 저글링은 신체의 모든 근육을 사용하는데 특히 어깨 관절의 활동성을 필요로 한다.
케틀벨 저글링은 다루기 쉬운 가벼운 중량부터 시작하며, 운동 전 준비 운동이나 운동 후 정리 운동으로 추천한다. 저글링은 케틀벨이 손에서 손으로 전달되므로 고도의 집중력을 필요로 한다. 운동 중 떨어트리면 부상을 입거나 '쾅' 하는 소리가 날 수 있으므로 고무 재질의 바닥이나 야외에서 해보자.

1. 몸 주위로 케틀벨 360도 돌리기

운동법
① 뒤꿈치는 붙이고 발은 바깥으로 45도 틀어서 선다 (뒤꿈치를 붙이고, 발을 틀면 운동 시 하체와 힙 후면 근육을 강하게 자극한다).
② 케틀벨을 들고 똑바로 서서 케틀벨을 몸 주위로 360도 돌린다.

▶ 회전하면서 중심을 잡기 위해 전신을 긴장 상태로 만든다. 균형감과 코어 근육을 키울 수 있으며, 운동 전후 신체의 긴장을 풀어주는 운동이다.

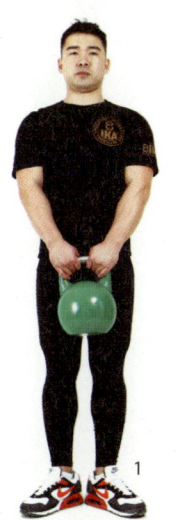
1

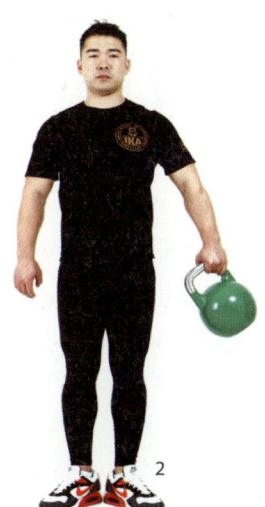
2

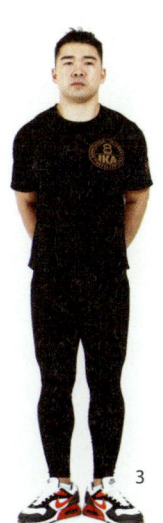
3

Fat Killer

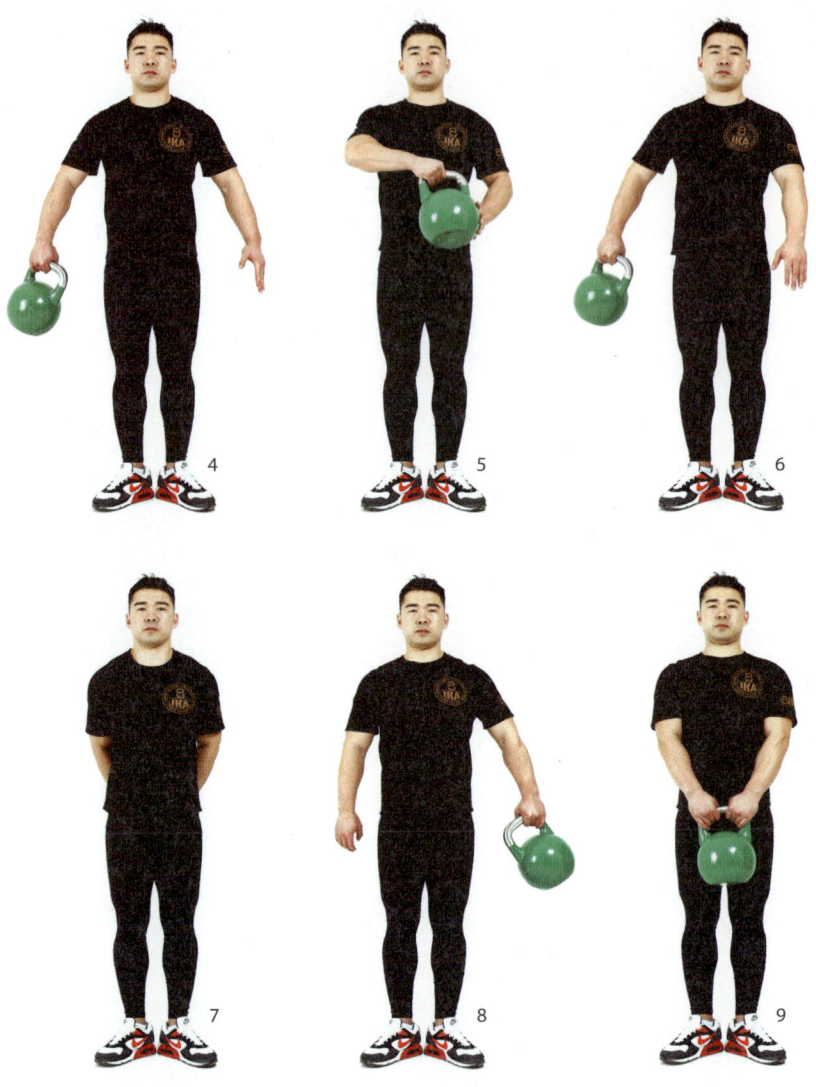

▶ 이 운동은 단지 서서 케틀벨을 몸 주위를 돌리기보다 신체를 바르게 세우고, 코어 근육을 강하게 긴장시킨 후 실시한다. 등과 어깨 근육의 유연성이 떨어지는 분들은 상체가 흐트러질 수 있으니 충분한 스트레칭은 필수이다.

Kettlebell

2. 앉았다 일어서며 다리 사이로 케틀벨 돌리며 스윙하기

운동법
① 케틀벨 스윙 자세에서 케틀벨을 엉덩이로 잡아당긴 후 다리 바깥쪽으로 돌리며 일어선다.
② 케틀벨이 가슴 높이까지 올라오면 두 손으로 잡고 앉은 후 다시 내리면서 반대쪽으로 돌린다.
③ 앉아서 실시해도 되고, 그림과 같이 일어서면서 실시해도 좋다.

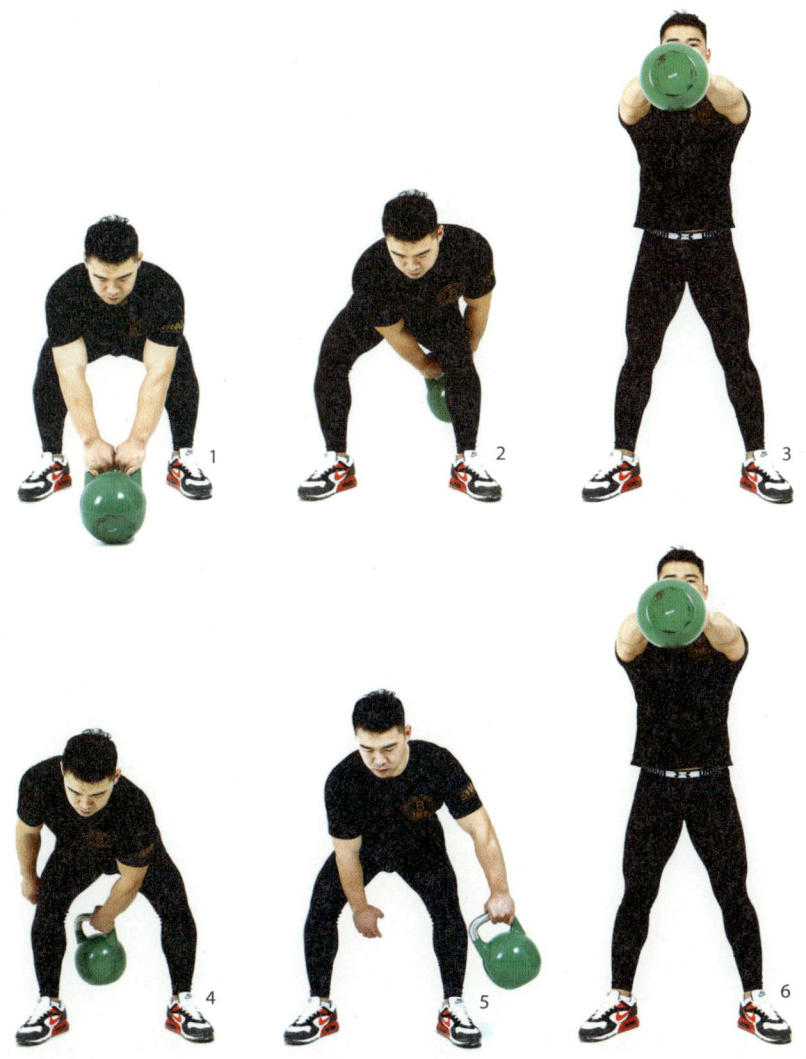

Fat Killer

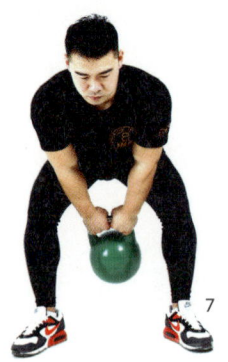
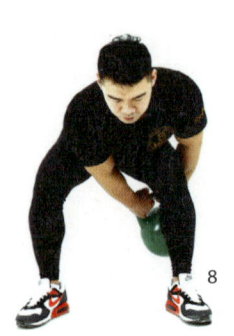
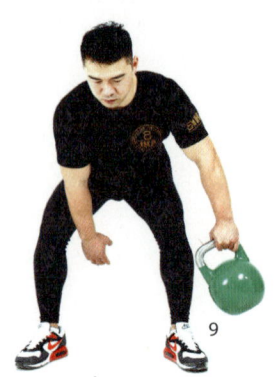

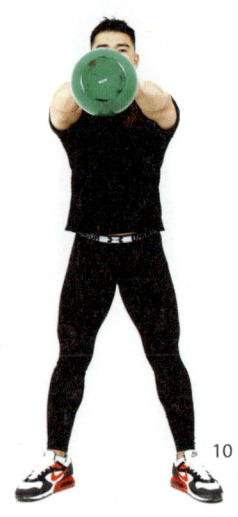

▶ 스윙 동작을 응용하여 앉았다 일어서기를 반복하며 하체와 코어 근육의 중요성을 깨닫게 해준다. 앉아서 실시해도 좋지만 스윙 동작처럼 일어섰다가 앉았다가를 반복하며 실시하는 것이 더 효과적이다.

Kettlebell

3. 앉았다 일어서며 케틀벨 회전한 후 터치하기

운동법 ① 케틀벨 스윙 자세인 삼각형 준비 자세를 잡는다.
② 케틀벨을 히프 쪽으로 당긴 후 다리 바깥쪽으로 돌리면서 다리를 펴고 일어선다.
③ 케틀벨을 잡은 반대 손으로 케틀벨을 터치하고 케틀벨을 잡는다.
④ 다리 사이로 케틀벨을 내려 반대 방향으로 돌린다. 반복한다.

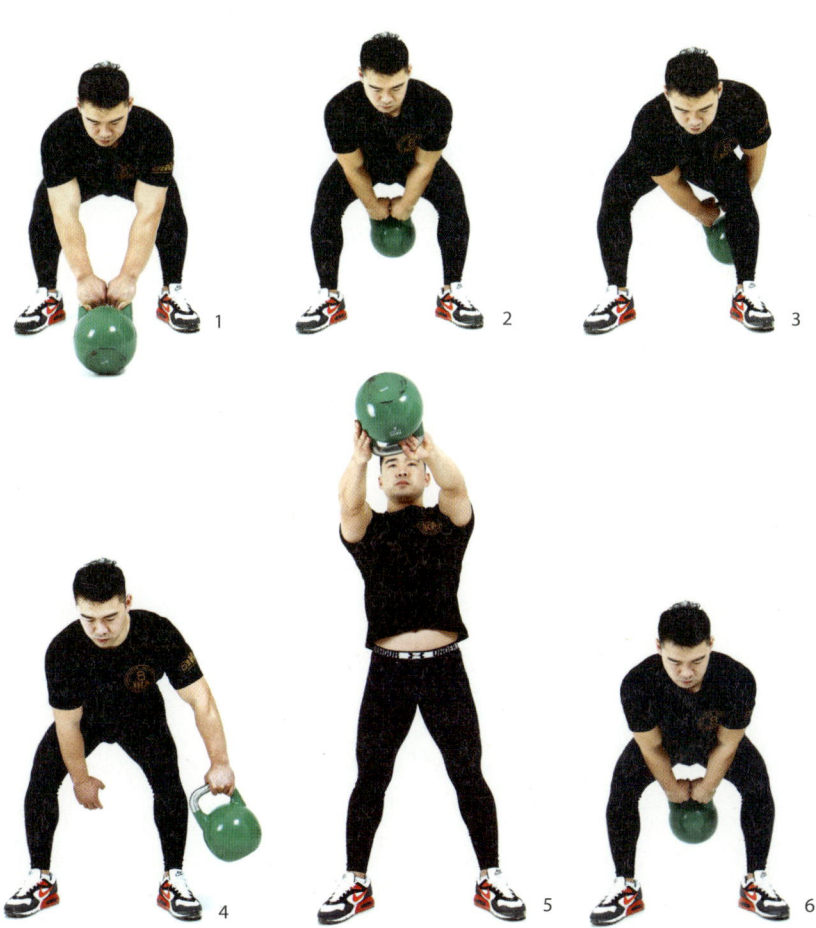

Fat Killer

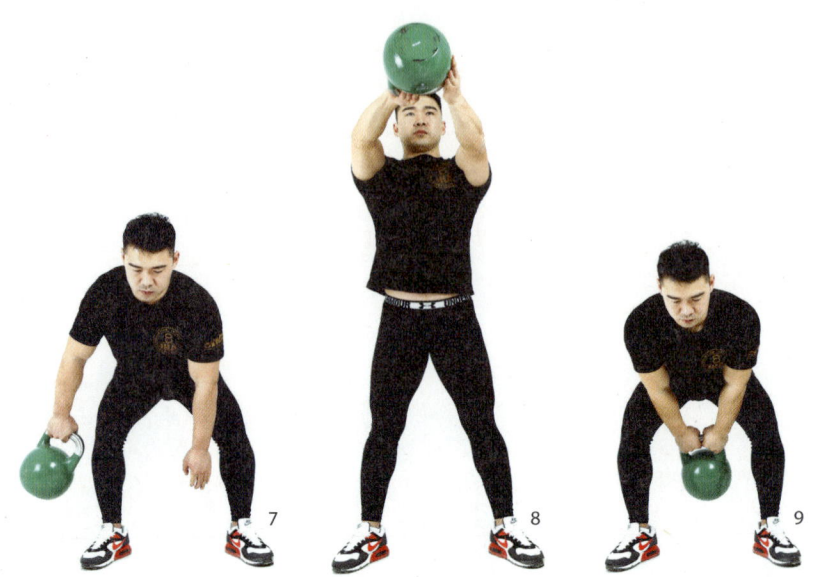

▶ 이 운동은 스윙 동작을 응용하여 상하체 움직임을 통한 전신을 발달시킨다.

Kettlebell

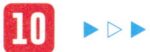 케틀벨 리햅(Rehab)

KSMR – Kettlebell Self Myofascial Release

근육, 근막 릴리즈의 이해

- 우리 몸은 항상 자극에 반응한다.
- 압박과 신전(신장)을 통하여 근육에 자극을 가한다.
- 케틀벨을 이용하여 일상생활에서 근육의 통증을 해소하여 자연스러운 신체 활동을 돕는다.
- 마사지 베드에 누워 타인의 도움 없이 스스로 통증을 풀고 다스릴 수 있는 최선의 방법이자 선택이다.

케틀벨을 이용하여 뭉친(맥 = 통증 유발점 = 트리거 포인트(TP)) 근육을 풀어주어
근육의 길이가 부드럽게 연장되고, 운동 중 부상이나 사고로부터 몸을 보호하며
부상을 예방할 수 있다.
맥화된 곳(트리거 포인트 – TP)의 잘못된 배열의 중심점을 찾아 수기
또는 케틀벨로 지속압을 주어 해체시킴으로써 정상적인 배열로 유도하며,
비정상적이었던 혈류의 흐름과 기의 흐름을 정상화시킨다.
케틀벨을 이용한 개별 근육들의 기능 회복이 곧 전체적인 구조 복원과
일맥상통하도록 돕는다.

근막 릴리즈 순서

소흉근 → 흉골근 → 광배와 삼두 → 횡경막 → 대요근, 소요근 → 장요근 → 내전근
→ 비복근 → 엉덩이 근육(중둔근) → 등 근육(중앙 부분) → 목 근육(경추)

1. 소흉근

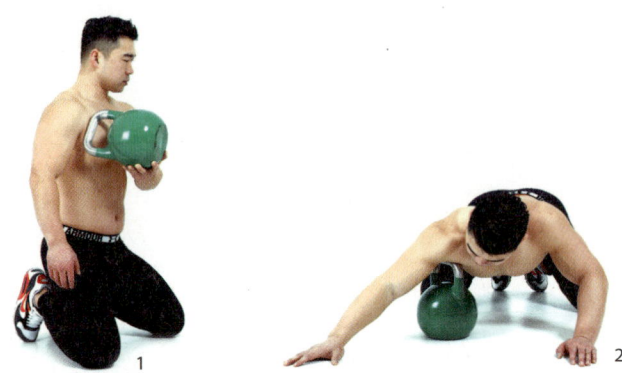

소흉근 아래로 숨은 신경, 동맥, 정맥 등 몸의 중요한 기관이 많이 지나고 있어 소흉근이 긴장했을 경우 몸에 미치는 영향이 크다.
늑골 제3~5번 전면부터 어깨뼈 오훼돌기에서 정지한다.

▶ 하루 종일 컴퓨터 앞에 앉아 계시는 분, 상체가 휘거나 앞으로 굽어 양팔이 뒤로 젖혀지지 않을 경우 큰 효과를 얻을 수 있다.
▶ 양팔이 만세를 했을 때 이 근육을 풀어주면 수직으로 팔을 올릴 수 있다.

Kettlebell

2. 흉골근

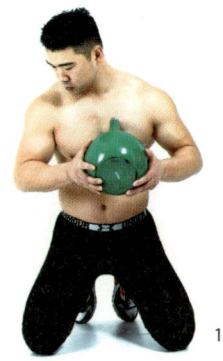
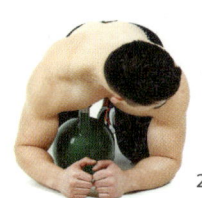

화가 몰려 쌓이는 곳. 심장에서 가까운 곳으로 골격의 움직임에 관여하지 않으며, 수축하는 시기와 이유에 대해 밝혀지지 않았다.

심장 = 엔진 / 흉골근 = 라디에이터

자동차 엔진을 라디에이터가 식히듯 흉골근의 흐름에 문제가 생기면 물이 없는 라디에이터와 같아 심장이 온전하지 못하게 되고, 열이 오르고, 화가 차올라 화병이 생기는 원인이 되기도 한다.
가슴 근육(대흉근), 목 회전근(흉쇄유돌근)에서 시작하여 늑골 3~7번에 정지하며, 가슴 근육과 복근과도 연결되어 있다.

▶ 흔히 어른들이 '복장 터진다', '억장이 무너진다' 하면서 주먹으로 가슴을 치는 것을 볼 수 있다. 바로 그 부위이다.

3. 광배와 삼두 부위

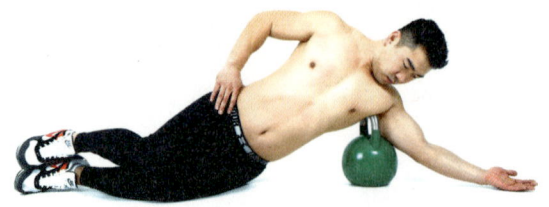

광배근은 골반, 척추에서 시작하여 팔에 연결되어 있다. 광배의 뿌리는 골반이며, 담과 옆구리 비만과 연관성이 큰 근육이다. 남자는 옆 삼각형의 후면을 만들고, 여성들은 예쁜 등 라인과 허리 라인을 만들고 싶다면 관리하고, 운동해야 하는 부위이다.

▶ 광배와 삼두근은 힘의 흐름이 같은 방향인 기능적 근막 연결 부위이다.
▶ 팔을 만세 동작했을 때 팔이 잘 올라가지 않을 때 추천하는 근막, 근육 통증 해결법이다.

4. 횡경막 부위

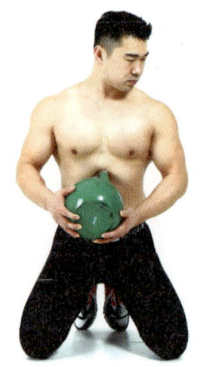 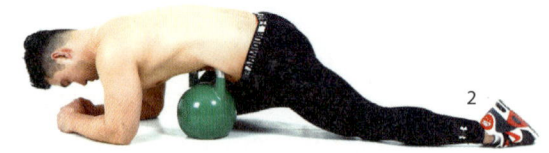

횡경막이 유연한 사람은 4~6cm의 움직임이 있다. 가슴을 잘 펴지 못하면 허리를 세울 수 없으며, 흉곽이 내려앉아 복강이 좁아지고 복직근과 장요근이 짧아지면 견갑골을 뒤로 당기지 못하게 된다.

Kettlebell

▶ "가슴을 활짝 펴세요"라는 말을 들어보았는가? 가슴을 활짝 펴려면 가슴 근육을 스트레칭하는 것이 아니라 주변 근육을 잘 풀어주어야 한다. 복근이 약하면 허리와 등이 앞으로 굽지만 반대로 강하게 굳으면 상체를 펴지 못한다. 근육은 질긴 고무줄과 같아서 부드럽고 탄성이 좋아야 한다.

5. 대요근, 소요근 부위(배꼽 옆)

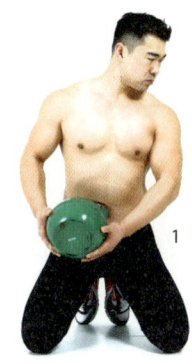
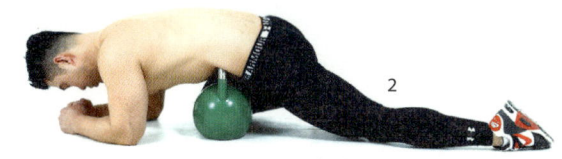

심층에 있는 근육이라 보이지 않는 로컬 머슬이며, 상지와 하지를 연결하는 근육으로 장골근과 함께 장요근을 구성하는 근육이다. 케틀벨 운동 시 스윙 동작을 할 때 앉았다가 일어설 때 사용하는 근육이다.

▶ 걸어 다니는 동안에도 이 근육은 중요한 역할을 한다.
▶ 이 근육에 이상이 생기면 허리 통증으로 연결된다.
▶ 허리 통증 해결과 뭉친 복근의 근육을 풀어 복부의 근육을 부드럽게 해준다.

6. 장요근 부위(배꼽 옆 골반 주변)

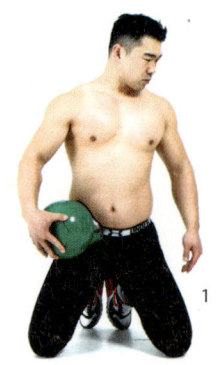
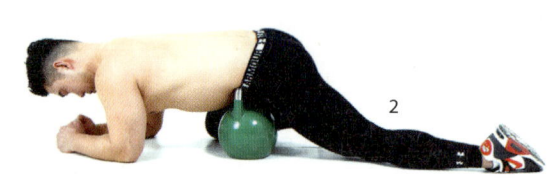

대요근, 소요근, 장골근을 합쳐서 장요근이라 한다. 케틀벨로 스윙 동작을 할 때 앉았다가 일어설 때 사용하는 근육이며, 대퇴신경과 복부대동맥이 지나가는 곳이다.

▶ 허리 통증의 원인은 다양하다. 그러나 이 부분을 잘 관리하면 일상생활에서 허리 통증을 해결할 수 있는 중요한 열쇠가 될 것이다.

7. 내전근 부위(허벅지 안쪽)

대내전근, 장내전근, 단내전근 – 하체의 내전과 내회전을 담당하는 근육이다.

▶ 운동 중 다리가 양옆으로 벌어지지 않으면 케틀벨의 손잡이 부분으로 뭉쳐서 딱딱해진 내전근(허버지 안쪽) 근육들을 풀어주고, 스트레칭까지 하면 더 부드럽게 다리를 벌릴 수 있다.

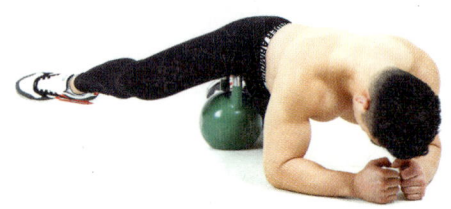

Kettlebell

8. 종아리 근육

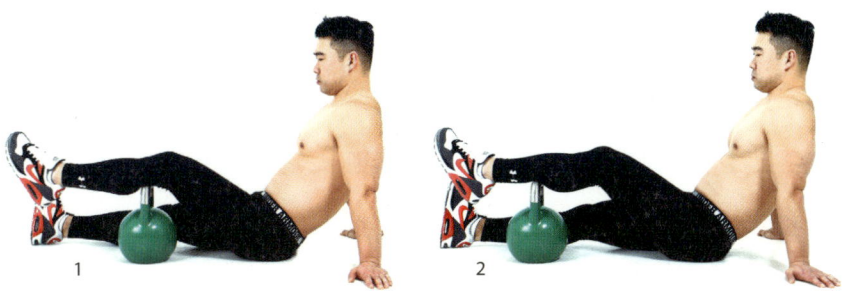

비복근과 가자미근, 발목 아래로 내려오면서 아킬레스건을 구성하는 근육이다.
이 근육들이 딱딱하면 발목의 골곡이 부드럽지 못하다.

▶ 하루 종일 하이힐을 신고 걷거나 서서 근무하는 여성들에게 추천하는 근육
이완법이다. 잠자기 전이나 피트니스 센터에서 운동 후 꼭 실시한다.
아침이 되면 붓기가 빠지고, 1개월가량 지속하면 종아리의 둘레가 줄어든다.

9. 엉덩이 근육(중둔근)

중둔근은 걸을 때 체중이 한쪽으로 쏠리는 것을 막아 신체를 지탱하는 역할을 한다.
중둔근이 뭉치면 걸음걸이가 불편하며, 요방형근의 역할이 커지고 허리 통증의
원인이 되기도 한다.

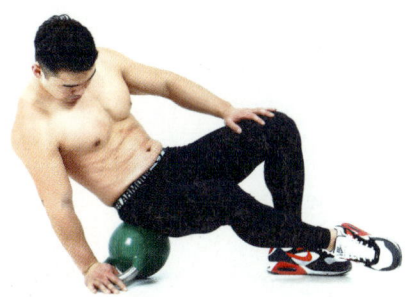

10. 등 근육(중앙 부분)

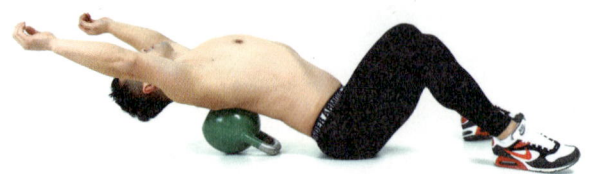

흉추 1~12번 중 가운데 부분.
등의 견갑대(날개뼈) 안쪽(여성은 속옷 연결 부분. 흉추 6~8번 부위).
의자에 앉았을 때 상체가 앞으로 굽으면서 등 근육이 뭉쳐 발생하는 허리 통증이나 굵어진 등 근육을 풀어준다.

▶ 오늘도 하루 종일 컴퓨터 앞에서 혹은 책상에 앉아 등이 굽고 휘어지는 줄도 모른 채 등이 뻐근하다면 이 동작 하나로 등 근육이 부드러워진다.

11. 목 뒤 근육(경추)

목 근육과 어깨 근육을 풀어 주어 목의 앞뒤, 좌우 신전이 부드러워진다.

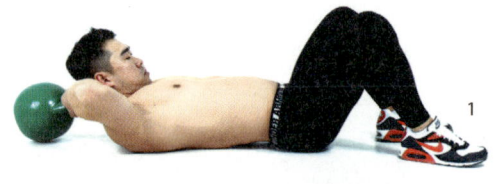
1

▶ 누구나 마사지를 받으면 시원하다고 감탄사를 연발하는 부위, 바로 목이다. 뻐근한 목, 무거운 목, 회전이 부드럽지 못한 목은 케틀벨 그립을 이용하여 뭉친 근육 풀어주자.

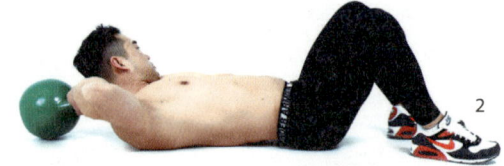
2

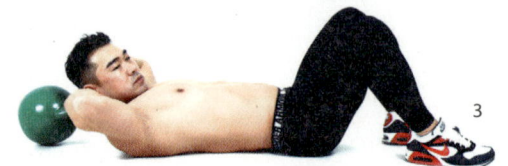
3

Kettlebell

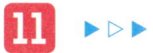

케틀벨 코어 운동

케틀벨 운동에서 팔·다리의 근육보다 더 중요하게 강조하는 부위가 바로 몸의 중심부인 '코어(core = 중심) 근육'이다. 케틀벨을 이용하여 다양하게 난이도를 조절하여 코어 근육을 단련해 보자. 케틀벨 운동과 웨이트 트레이닝을 유기적으로 연결하면 운동 효과를 배가시킬 수 있을 것이다.

1. 케틀벨 그립을 잡는 코어 운동
- 양손으로 케틀벨 그립을 잡은 상태에서 30초간 버틴다.
- 시간을 점차 늘리면서 난이도를 높인다.

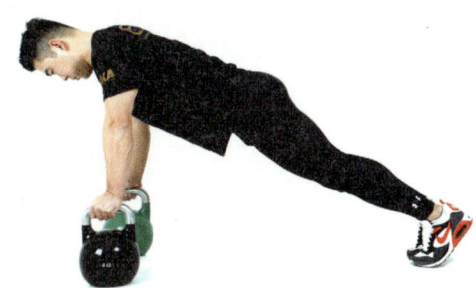

2. 케틀벨 몸통을 잡는 코어 운동
- 양손으로 케틀벨 몸통을 잡은 상태에서 30초간 버틴다.
- 시간을 점차 늘리면서 난이도를 높인다.

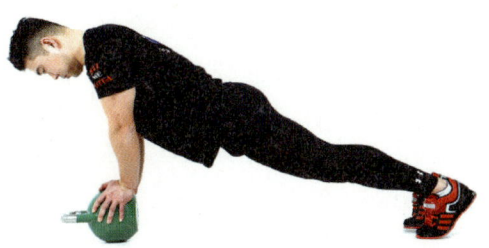

3. 케틀벨을 거꾸로 세우는 코어 운동

- 난이도가 높은 자세이므로 초보자들은 주의해야 한다.
- 양손으로 케틀벨 몸통을 잡은 상태에서 30초간 버틴다.
- 시간을 늘리면서 난이도를 높인다.

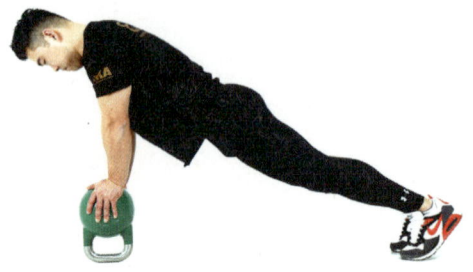

4. 발을 번갈아들어 올리는 코어 운동

정적인 자세에서 코어 운동을 하기보다 동적인 자세에서 실시하면 안정성과 밸런스를 담당하는 근육 발달에 효과가 좋다.

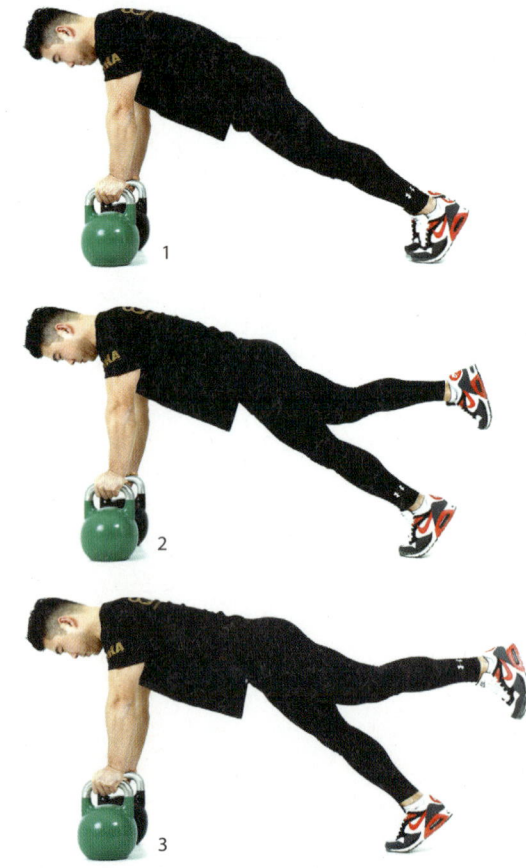

Kettlebell

5. 발을 옆으로 움직이는 코어 운동

발을 옆으로 움직이며 코어 운동을 하며, 두 다리로 버티며 하는 운동 효과보다 한쪽 다리씩 독창성 있게 훈련하며 운동 강도를 높여보자.

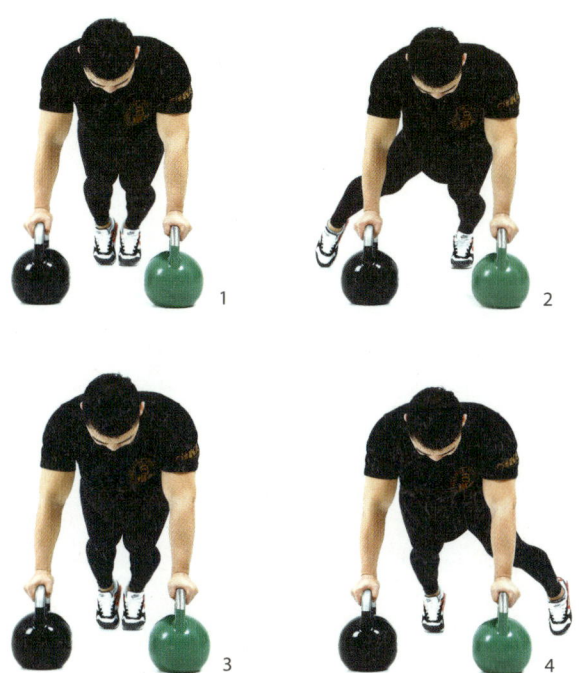

6. 엎드린 자세에서 케틀벨을 좌우로 이동시키는 코어 운동

하체를 고정하고 상체의 움직임만으로 코어 운동을 하면 운동 효과가 더 커진다. 지면을 지지하는 팔의 피로도가 높으므로 처음에는 가벼운 케틀벨로 시작한다.

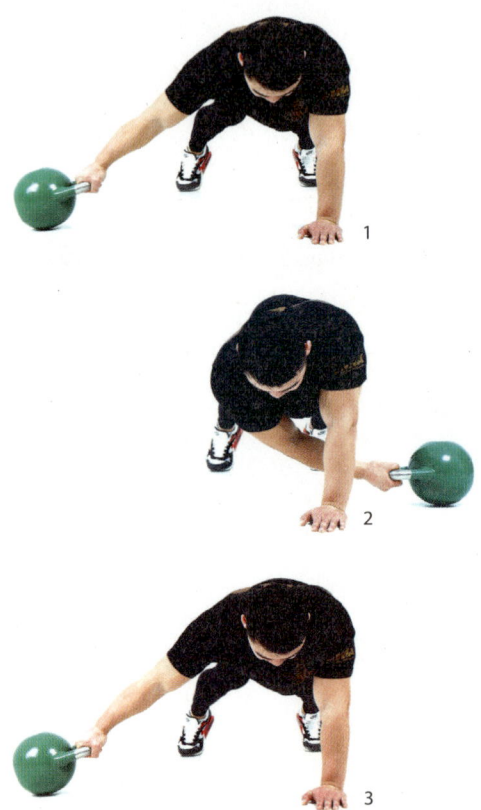

Kettlebell

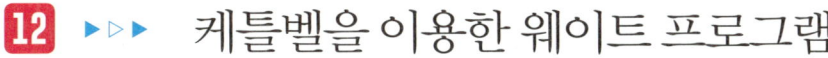

12 ▶▷▷ 케틀벨을 이용한 웨이트 프로그램

상체

1. 케틀벨 푸시업 : 15회×2회

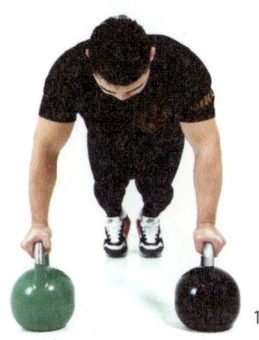
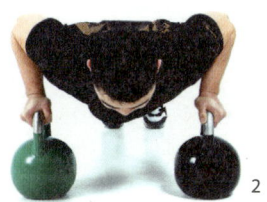

2. 케틀벨 플라이 : 15회×2회

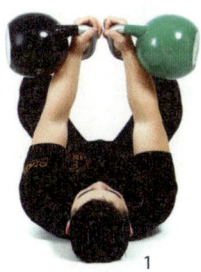
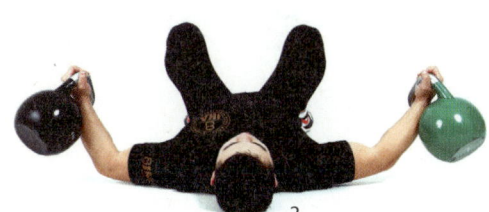

Fat Killer

3. 케틀벨 풀오버 : 15회×2회

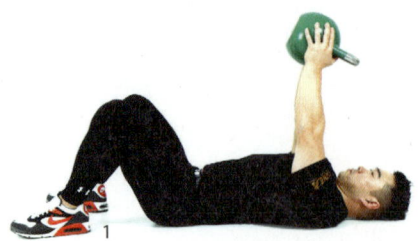
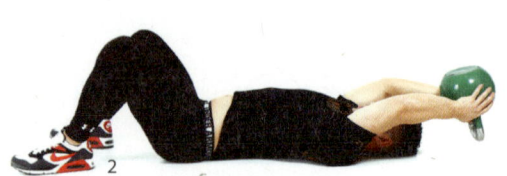

4. 케틀벨 더블 로우 : 15회×2회

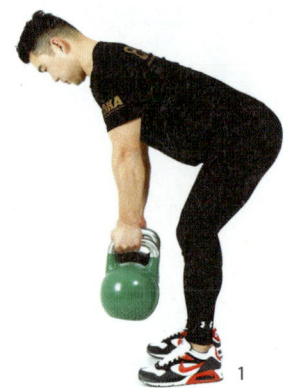
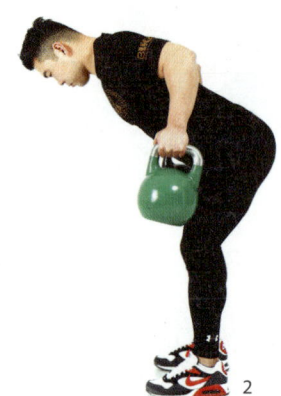

Kettlebell

5. 케틀벨 굿모닝 : 15회×2회

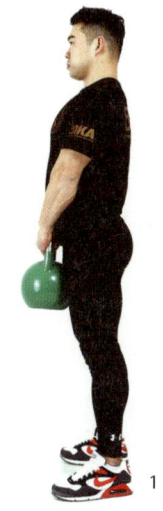
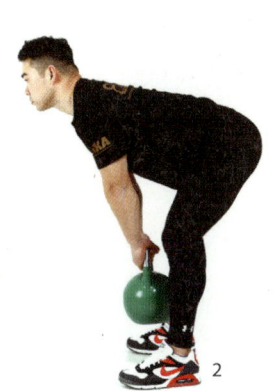

6. 케틀벨 투 암 숄더 프레스 : 15회×2회

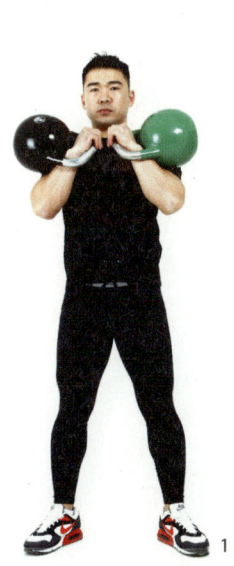
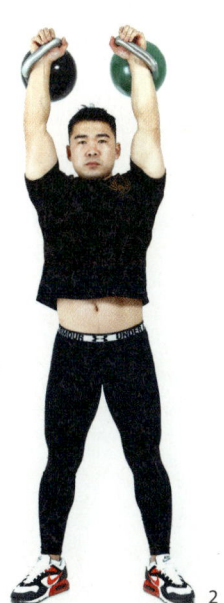

7. 케틀벨 더블 암 컬 : 12회×3회

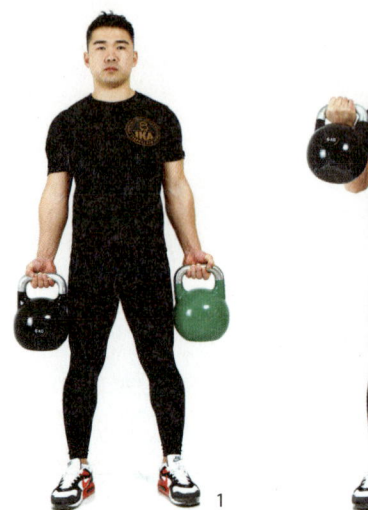

8. 케틀벨 오버헤드 트라이셉 익스텐션 : 12회×3회

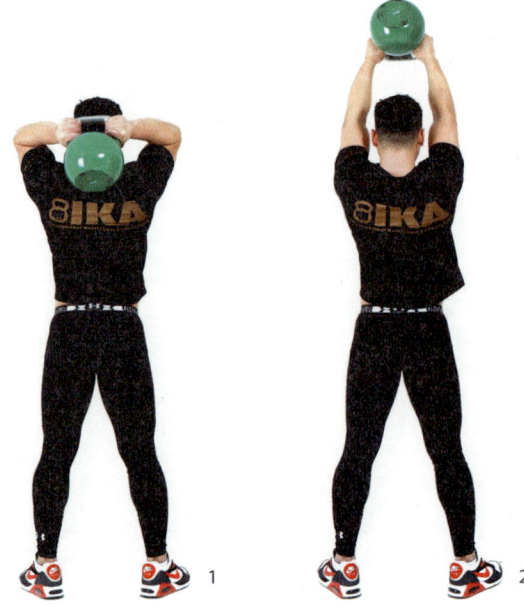

Kettlebell

9. 케틀벨 크런치 : 15회×3회

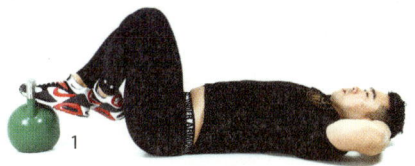
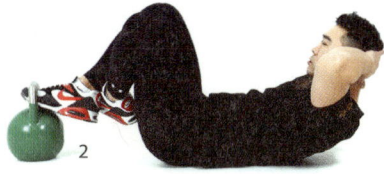

10. 케틀벨 레그레이즈 : 15회×3회

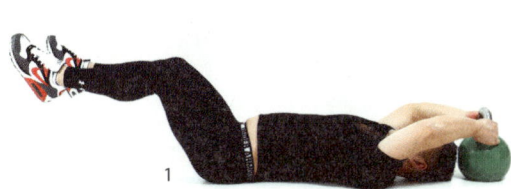
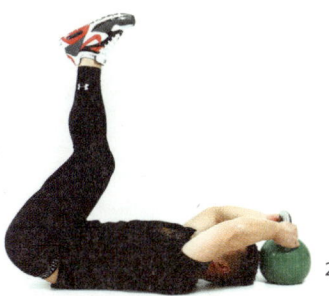

Fat Killer

하체

1. 케틀벨 스텝 밟기 : 30회×2회

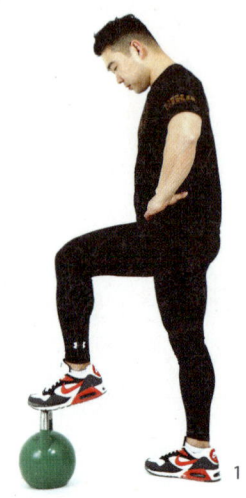 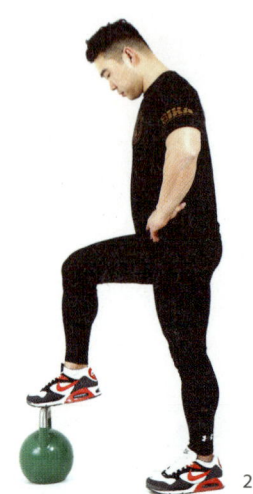

2. 케틀벨 스쿼트 : 20회×3회

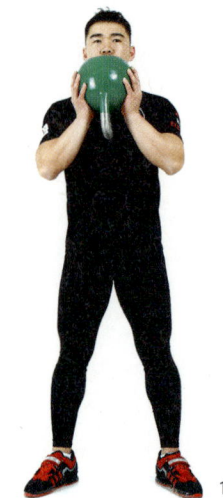 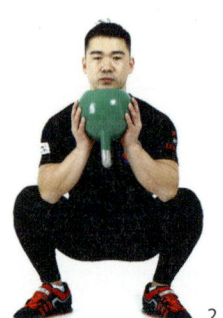

Kettlebell

3. 케틀벨 와이드 스쿼트 : 20회×3회

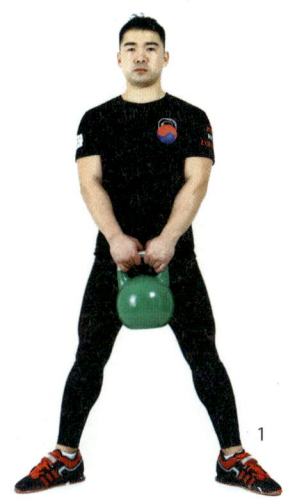
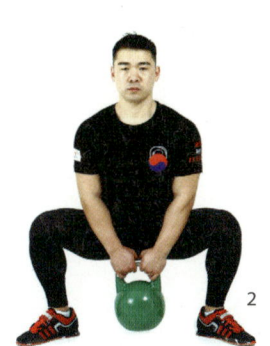

4. 케틀벨 루마니안 데드리프트 : 20회×3회

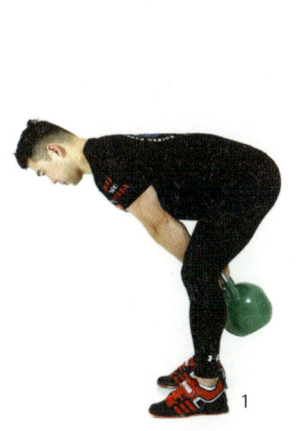
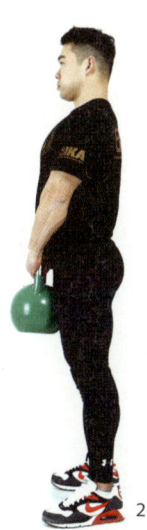

5. 케틀벨 히프 브릿지 : 20회×3회

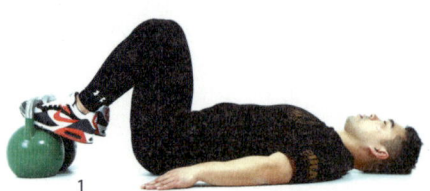 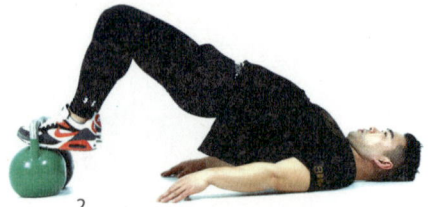

6. 케틀벨 트위스트 크런치 : 20회×3회

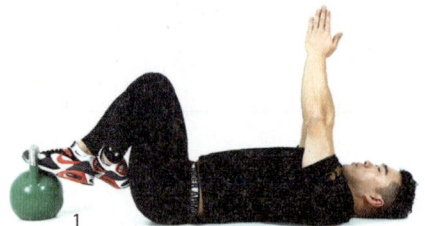 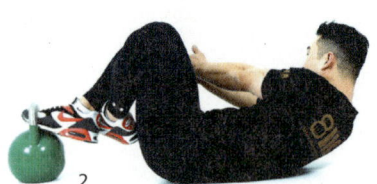

Kettlebell

7. 케틀벨 사이드 밴드 : 15회×3회

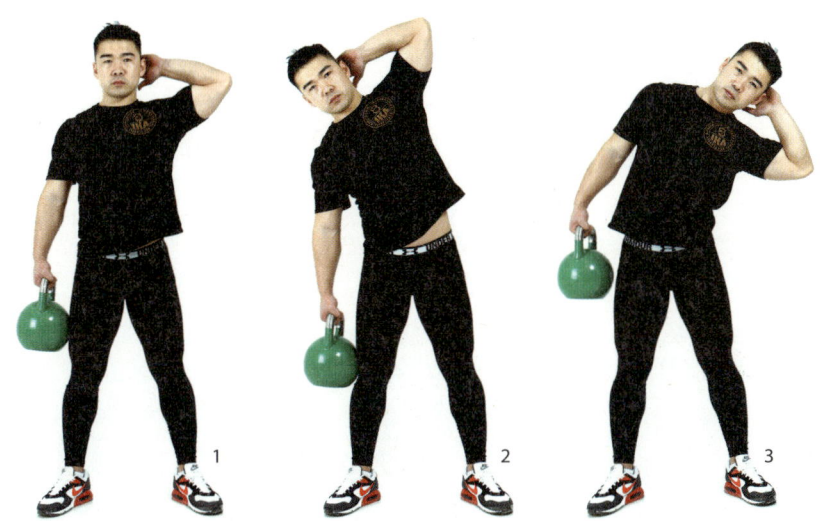

Fat Killer

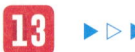 운동 목적에 따른 케틀벨 훈련

1. 케틀벨 전신 (근력) 다이어트 운동

① 어라운드 바디 : 좌우 20회

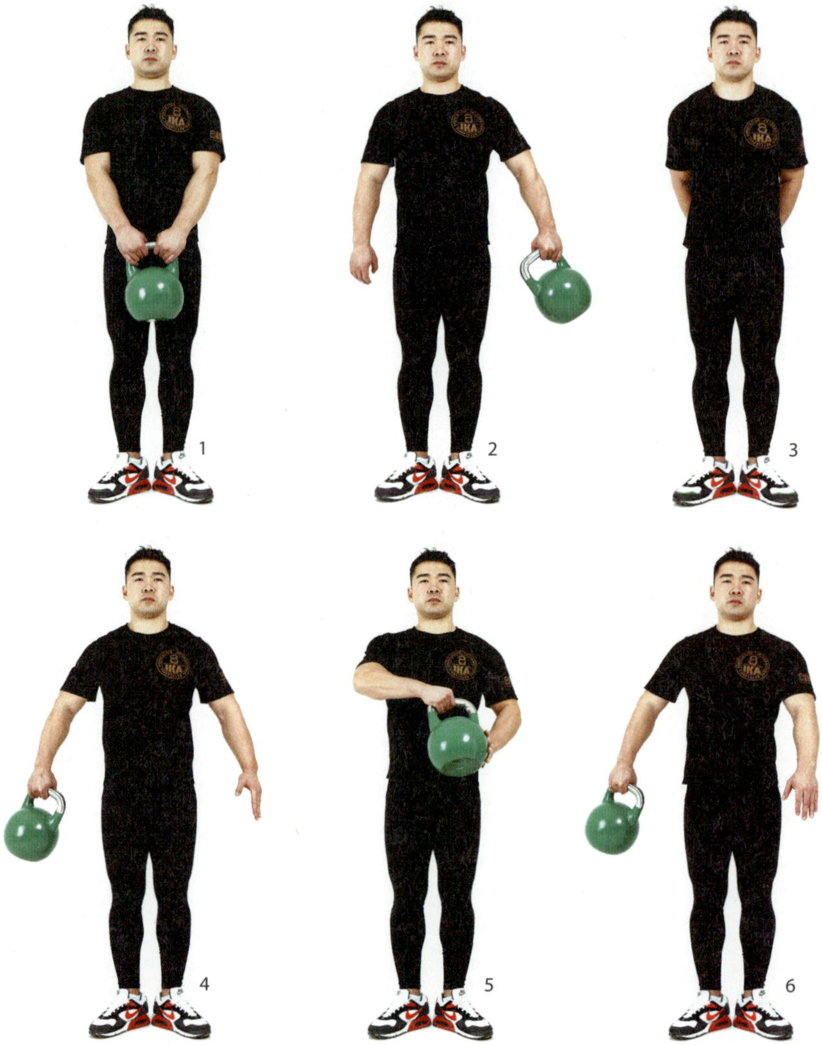

Kettlebell

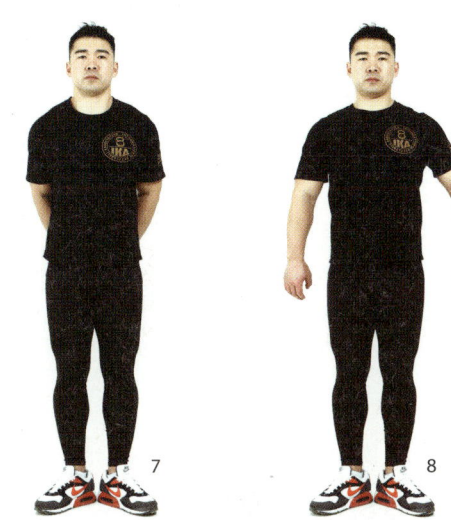
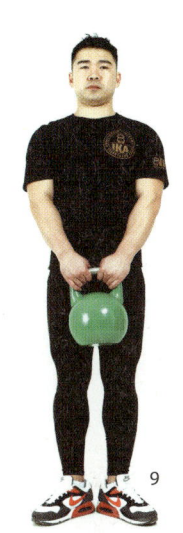

② 스윙 : 20회

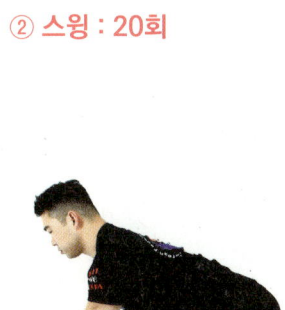
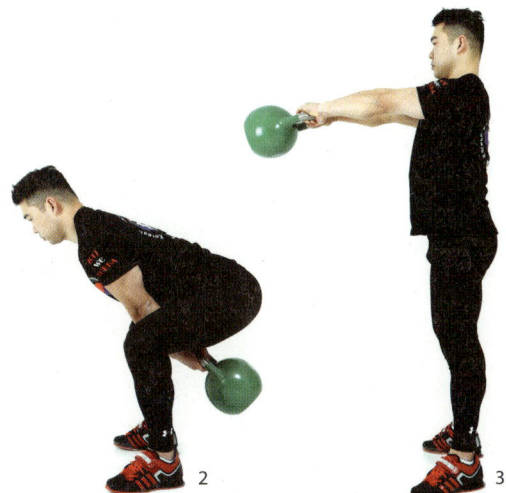

145

Fat Killer

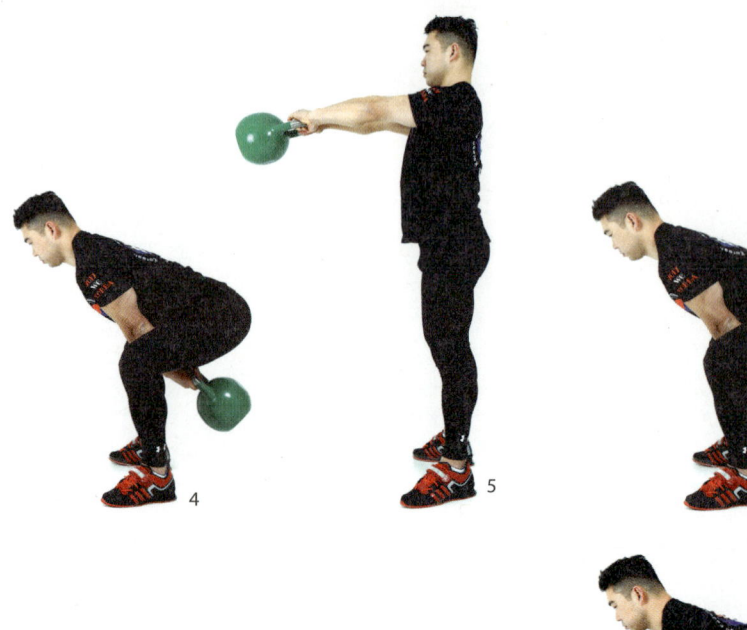
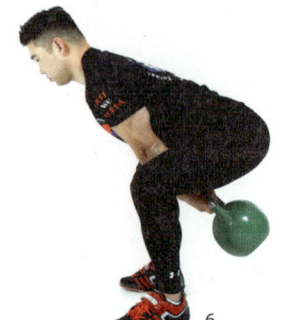
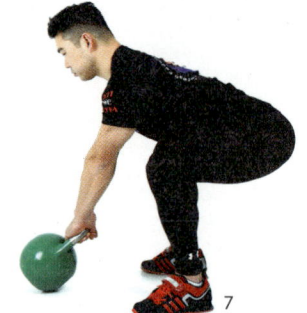

③ 케틀벨 푸시업 : 15회

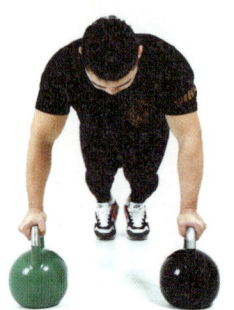
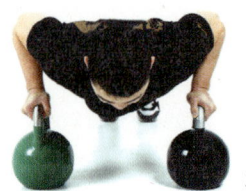

Kettlebell

④ 와이드 스쿼트 : 20회

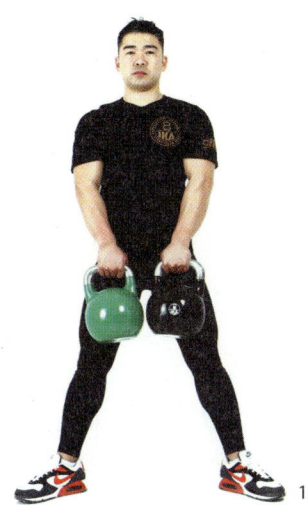
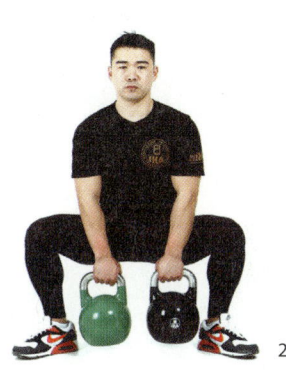

⑤ 케틀벨 로우 : 20회

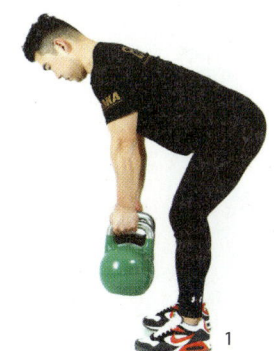
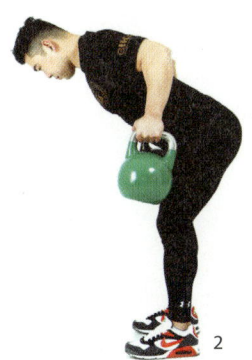

Fat Killer

⑥ **케틀벨 오버헤드 익스텐션 : 15회**

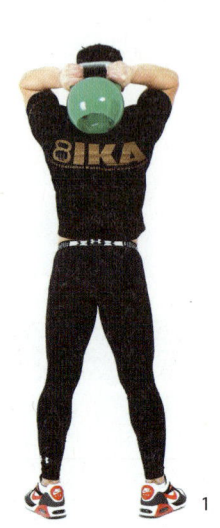 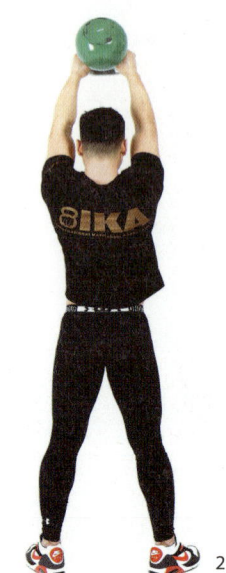

⑦ **케틀벨 컬 : 15회**

▶ 3회 순환하고, 유산소 운동을 실시한다.

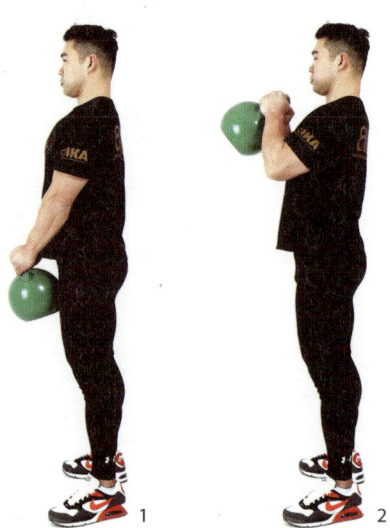

Kettlebell

2. 케틀벨 히프업 운동

① 어라운드 바디 좌우 : 20회

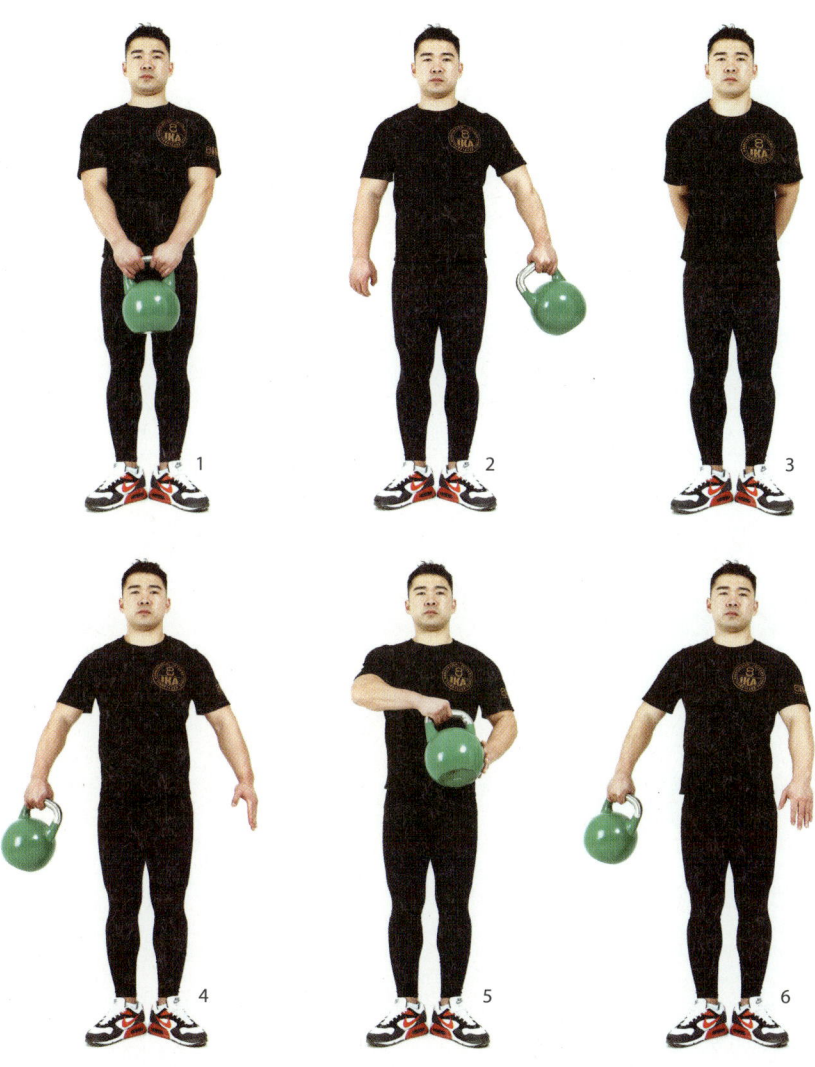

Fat Killer

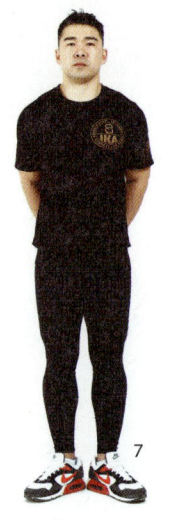
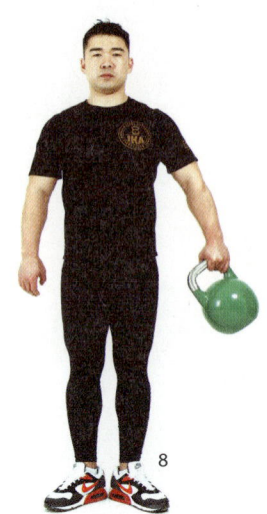
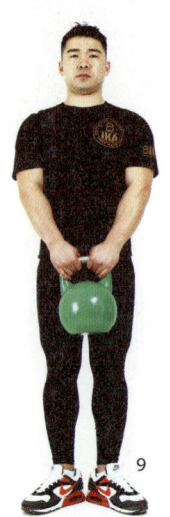

② 케틀벨 하프 스윙 : 20회

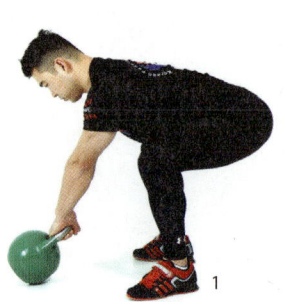
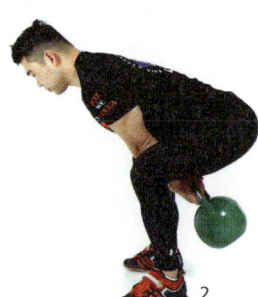
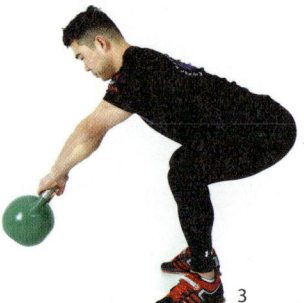

Kettlebell

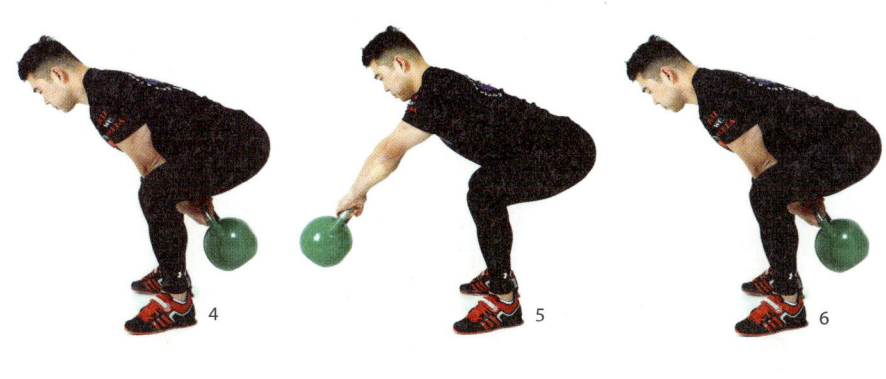

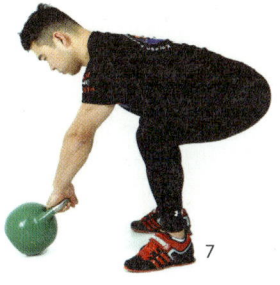

③ 히프 브릿지 : 20회

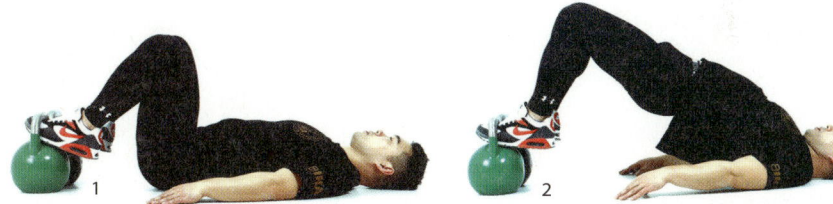

④ 케틀벨 스윙 : 20회

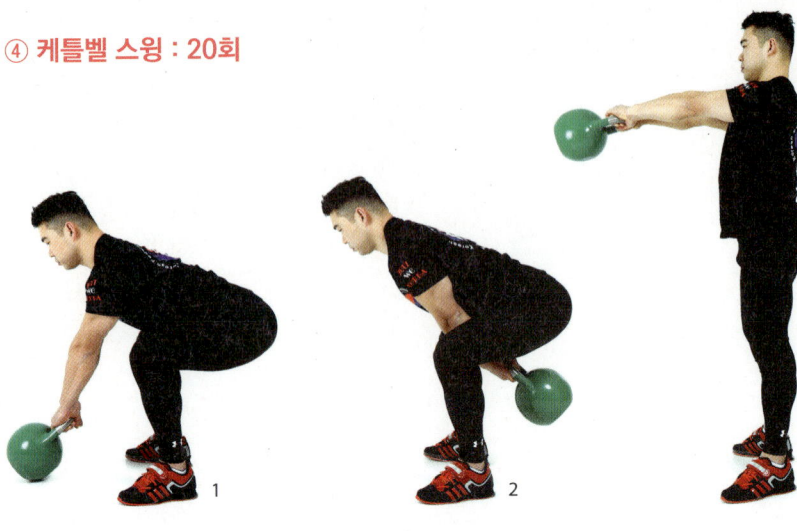

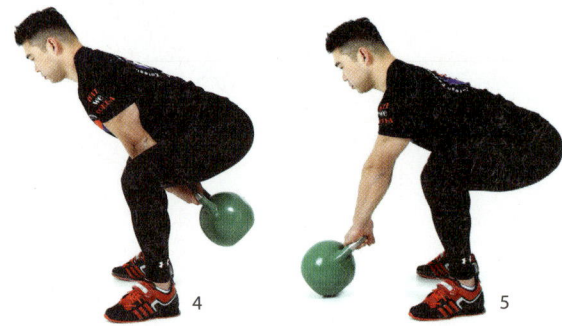

⑤ 케틀벨 루마니안 데드리프트 : 20회

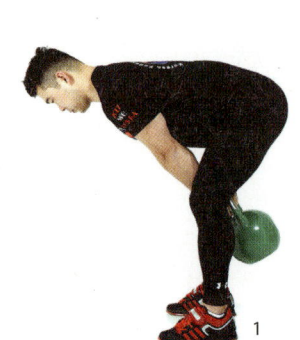
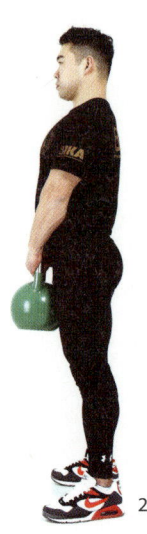

Kettlebell

⑥ 토 터치 : 좌우 15회

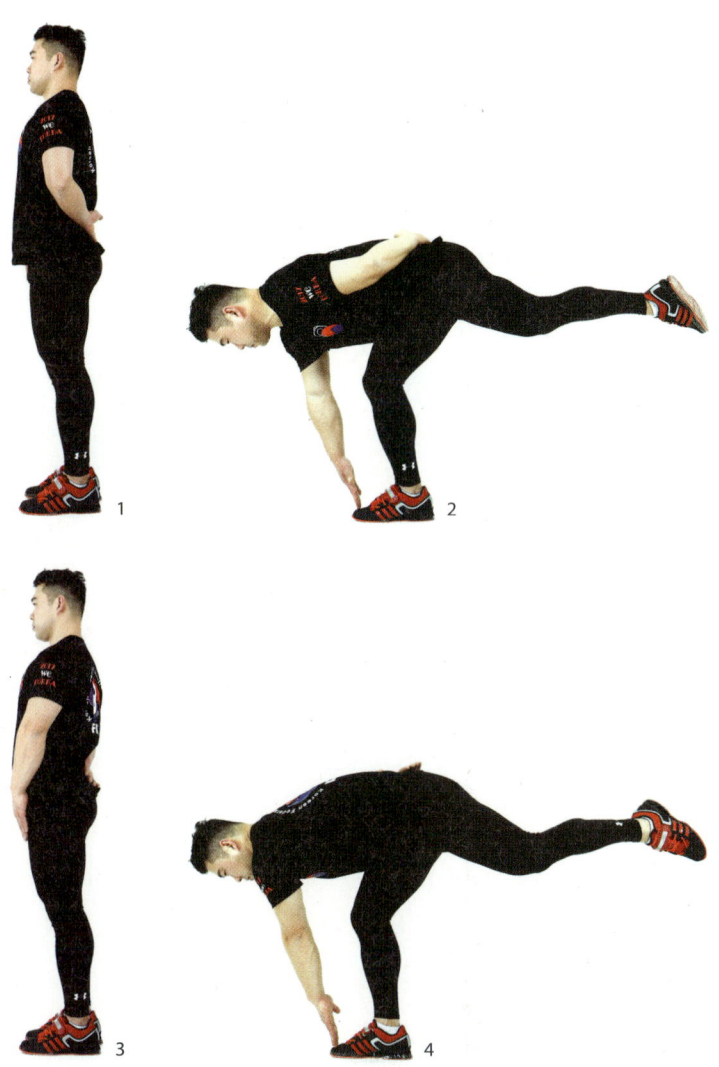

Fat Killer

⑦ 케틀벨 와이드 스쿼트 : 20회

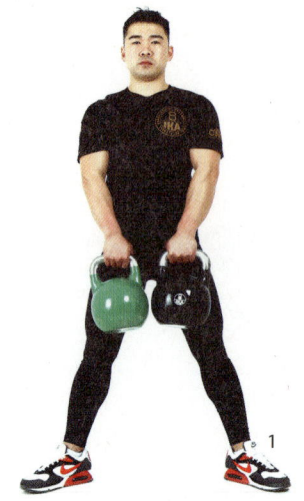
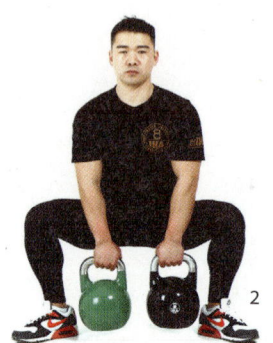

▶ 3회 순환하고, 유산소 운동을 실시한다.

Kettlebell

3. 케틀벨을 이용하여 신체를 바르게 세우는 운동(후면 운동)

① 케틀벨 데드리프트 : 20회

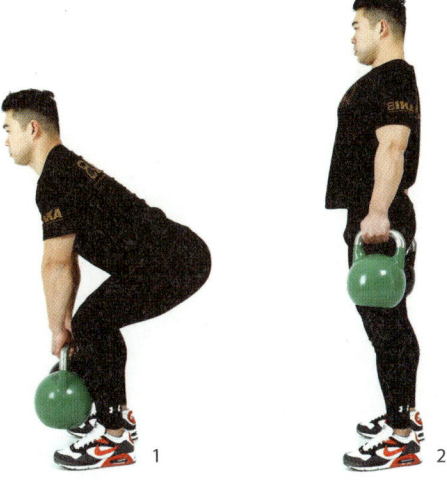

② 케틀벨 로우 : 20회

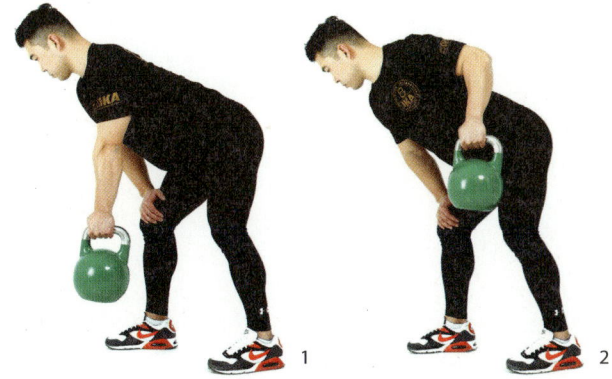

Fat Killer

③ 케틀벨 루마니안 데드리프트 : 20회

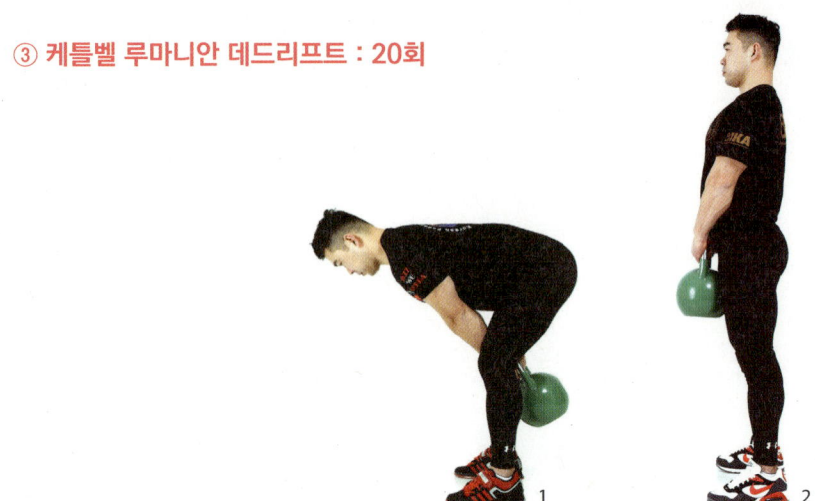

④ 히프 브릿지 : 20회

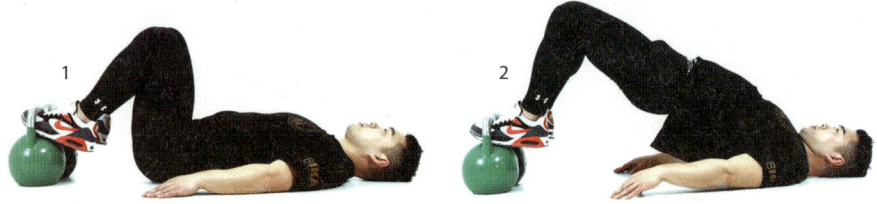

⑤ 케틀벨 런지 : 좌우 15회씩

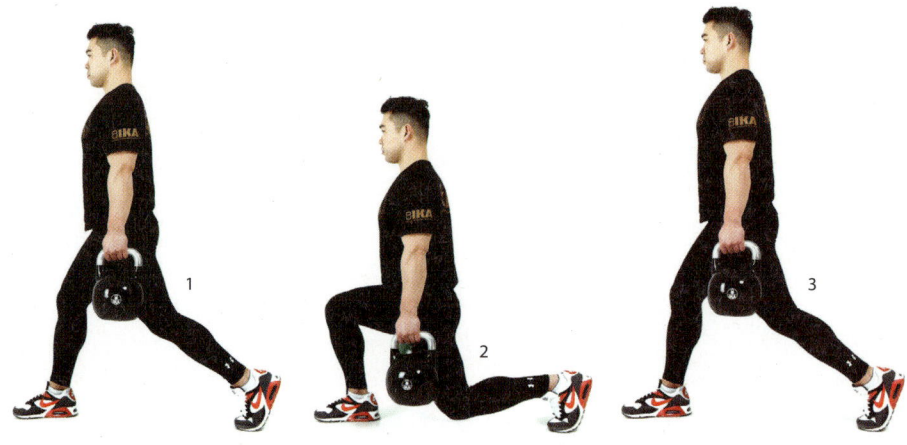

Kettlebell

⑥ 케틀벨 사이드 밴드 : 좌우 15회

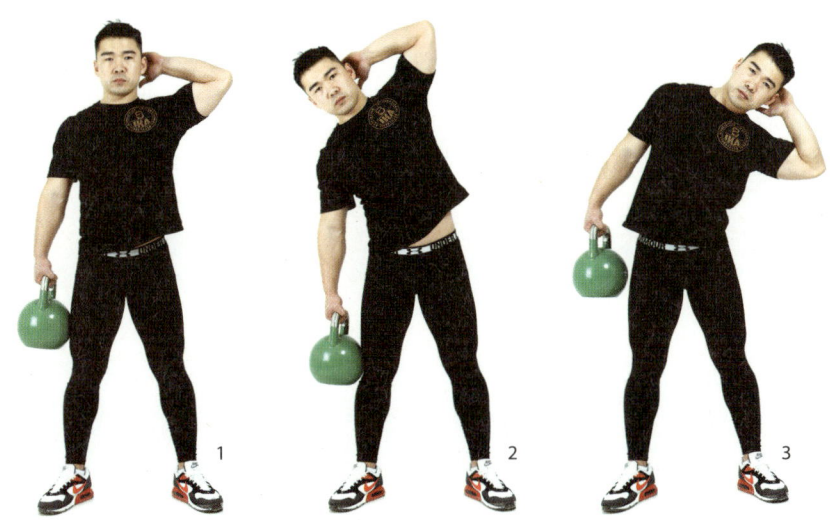

⑦ 케틀벨 코어 : 30초

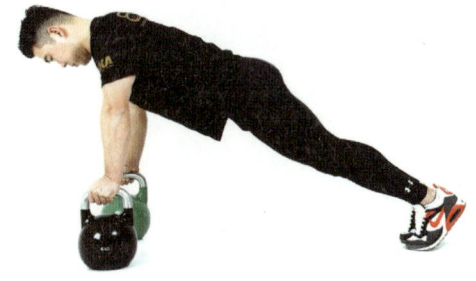

▶ 3회 순환하고, 유산소 운동을 실시한다.

4. 케틀벨을 이용한 뱃살 제거

① 케틀벨 레그레이즈 : 20회

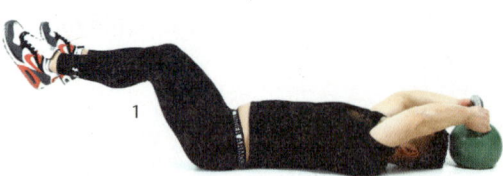
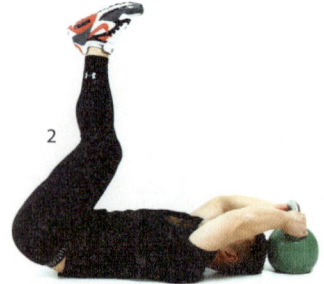

② 케틀벨 사이드 밴드 : 좌우 20회

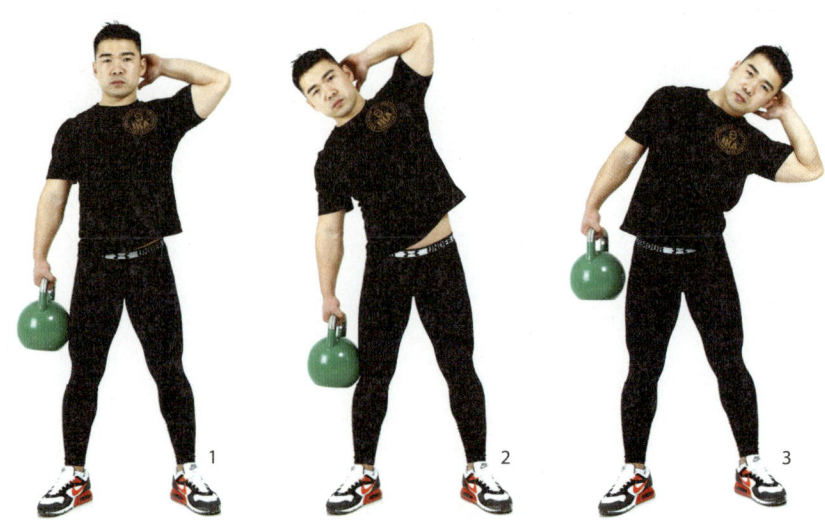

Kettlebell

③ 케틀벨 러시안 트위스트 : 좌우 30회

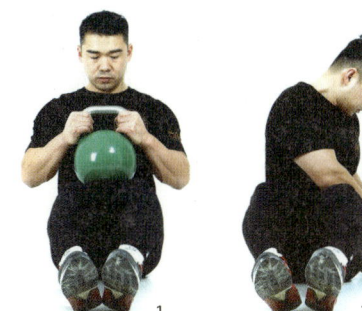
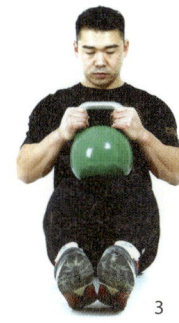
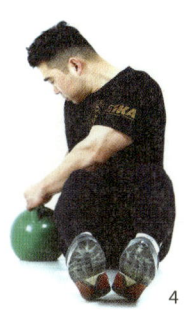

④ 케틀벨 크런치 : 20회

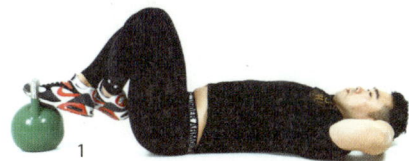
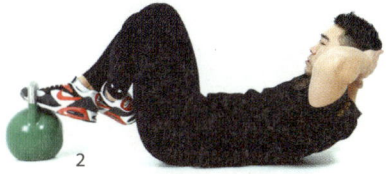

⑤ 케틀벨 코어 : 30초

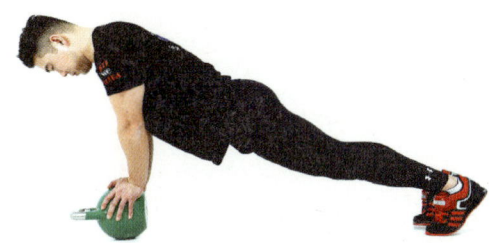

Fat Killer

⑥ 케틀벨 스윙 : 20회

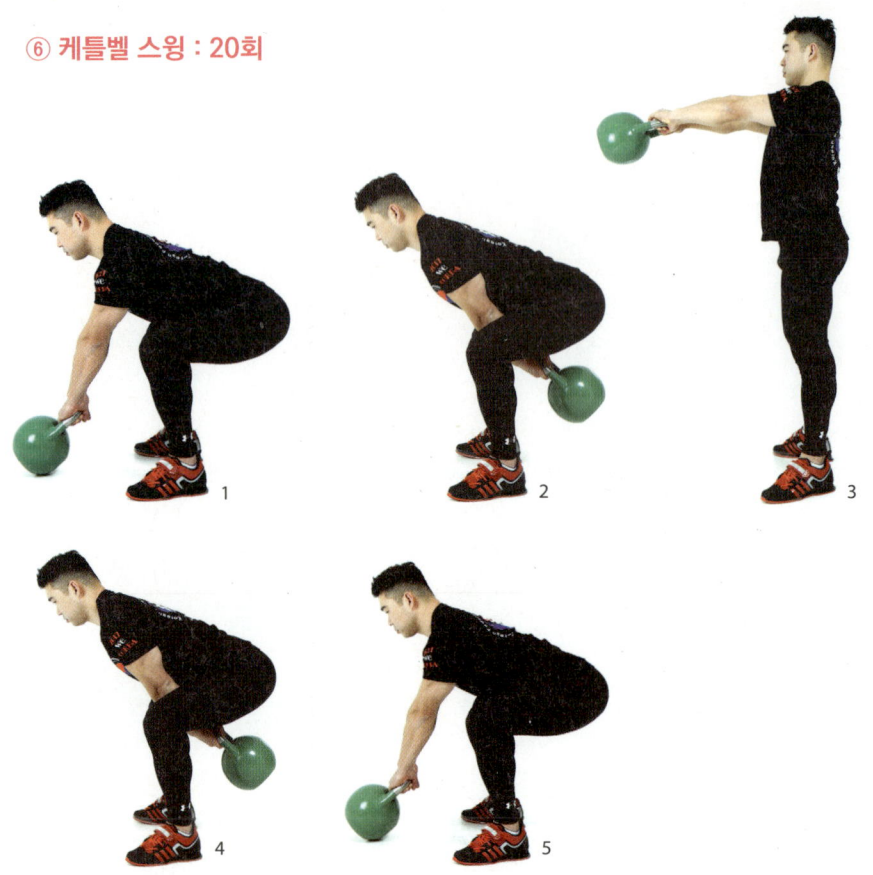

▶ 3회 순환하고, 유산소 운동을 실시한다.

Kettlebell

5. 케틀벨을 이용한 허리 강화 운동

① 어라운드 바디 : 좌우 20회

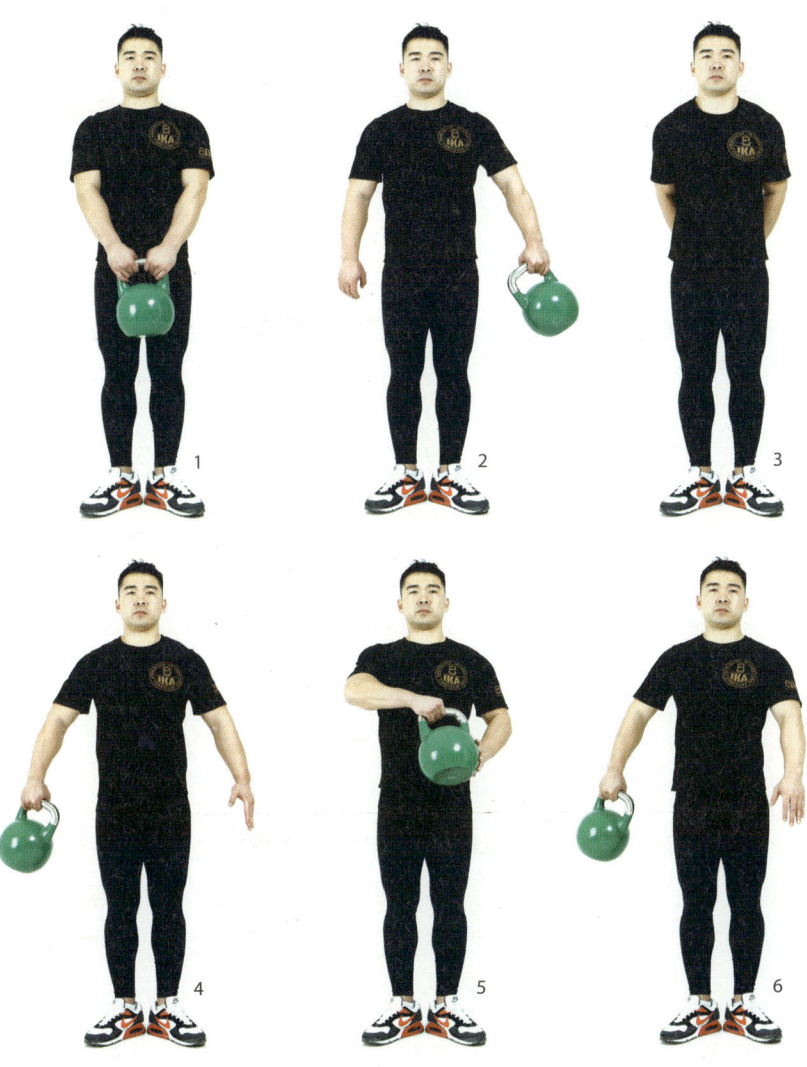

Fat Killer

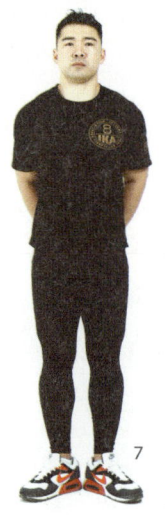
7

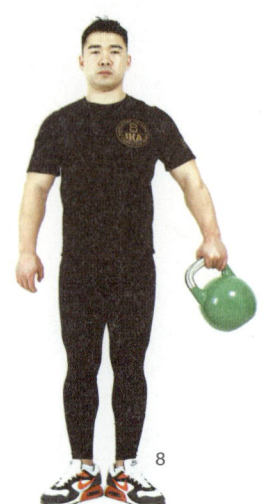
8

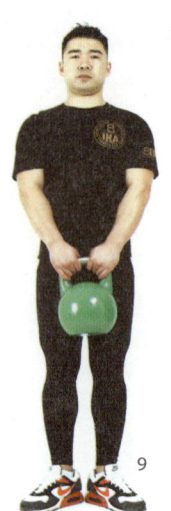
9

② 케틀벨 루마니안 데드리프트 : 20회

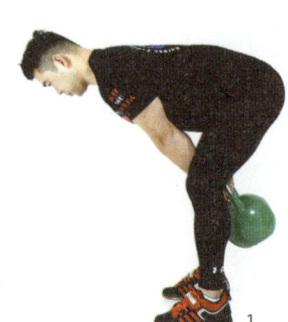
1

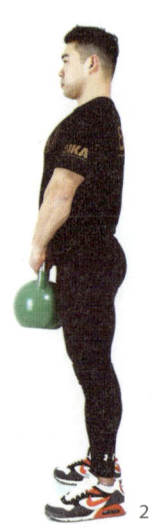
2

Kettlebell

③ 케틀벨 사이드 밴드 : 좌우 15회

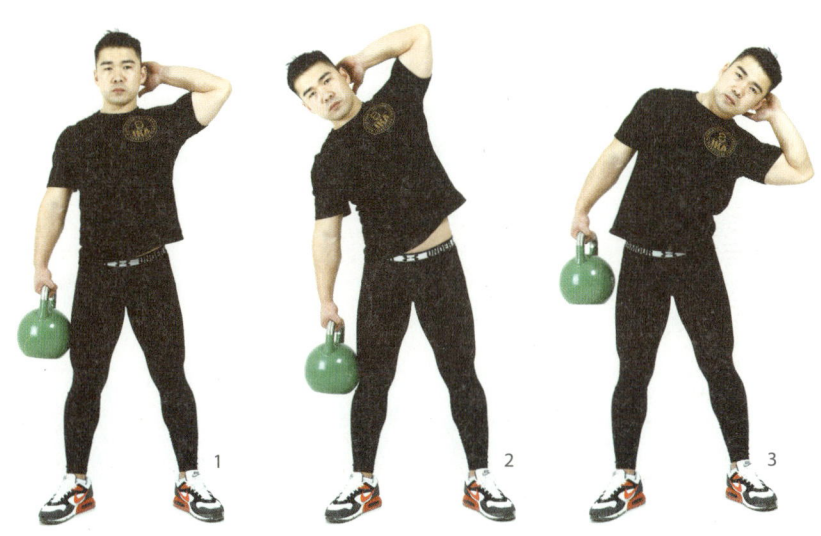

④ 케틀벨 하프 겟업 : 좌우 15회

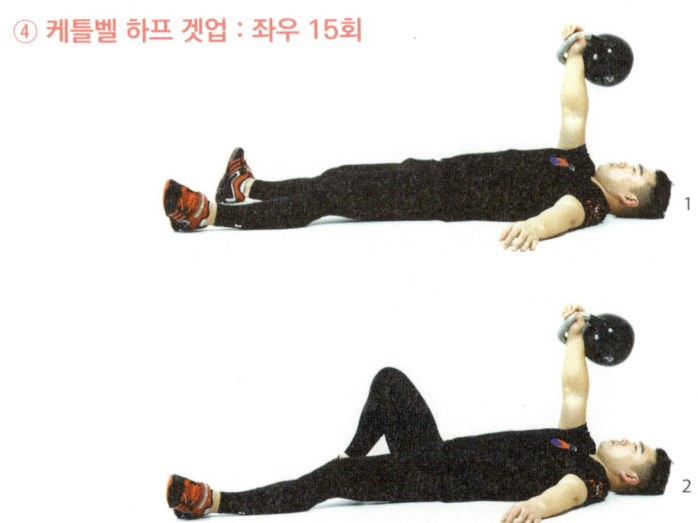

Fat Killer

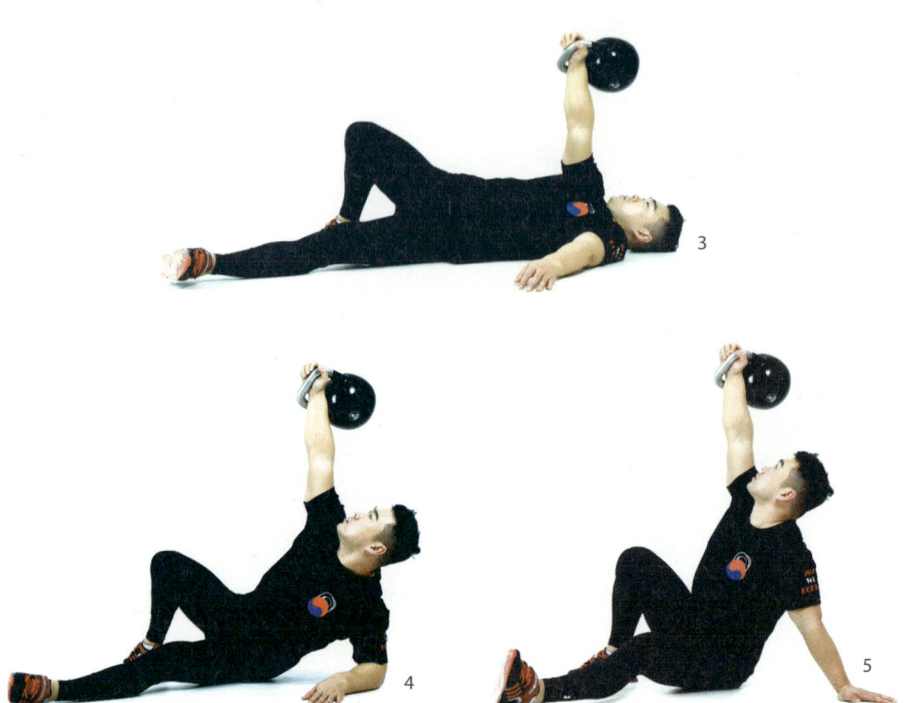

164

Kettlebell

⑤ 케틀벨을 이용한 동적인 코어 자세 : 좌우 20회

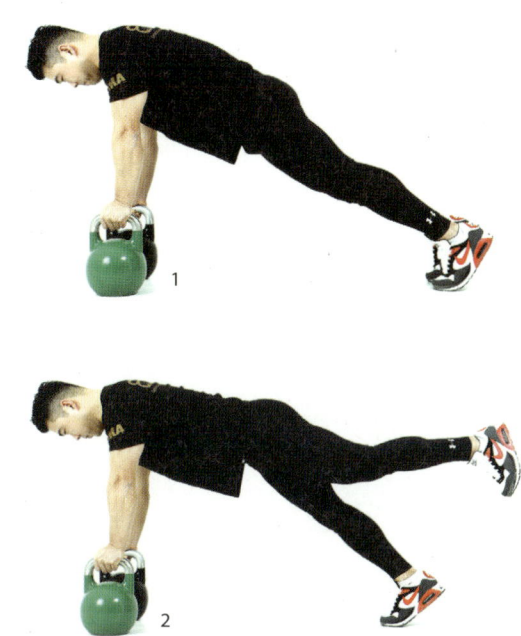

Fat Killer

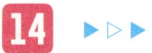

다이어트 식단

	월요일	화요일	수요일
아침식사	바나나 2개 삶은 계란 2개	현미콩밥 150g 생선 1토막 버섯양파볶음	두부바나나 쉐이크
점심식사	현미밥 150g 미역줄기볶음 닭가슴살 100g 브로콜리	해독주스 삶은 고구마 200g 닭가슴살 100g	현미톳밥 150g 김구이 계란말이 양파 피클 브로콜리
간식	자몽주스 200ml 스트링 치즈 1개	두유 200ml	자몽주스 200ml 스트링 치즈 1개
저녁식사 (운동 전)	해독주스 닭가슴살 소시지 2개	닭가슴살 50g 샐러드 발사믹 드레싱	삶은 양배추 닭가슴살
저녁식사 (운동 후)	토마토계란볶음	닭가슴살 소시지 2개	닭가슴살 100g 샐러드 발사믹 드레싱

* 여성들이 퇴근 후 운동할 경우를 예로 들어 작성한 식단표이다. 남성들은 탄수화물 50g, 단백질 50~100g을 추가한다.
* 요일에 관계없이 아침, 점심, 저녁 중 선택하여 섭취한다.
* 가장 좋은 다이어트 식단은 빠른 체형 변화와 요요현상으로부터 자신의 몸매를 유지할 수 있는 식단이다.
* 짜고 매운 음식, 국물은 피하며 가능한 한 싱겁게 먹는다.

Kettlebell

목요일	금요일	토요일	일요일
통밀식빵 2장 계란후라이 1개 양상추 샐러드	현미콩밥 150g 구운 김 생선 1토막 버섯양파볶음	바나나 2개 삶은 계란 2개	통밀식빵 2장 땅콩버터 1큰술 계란후라이 1개 양상추 샐러드
현미밥 150g 쌈다시마 초장 약간 참치 1캔(기름 제거) 콩나물 무침	해독주스 단호박 반통 닭가슴살 100g	샌드위치 (통밀식빵 2장, 양상추, 참치, 말린 크랜베리, 피클, 머스터드 소스 약간)	자유식
두유 200ml	토마토 1개 오트밀 쿠키 1조각	생과일 주스	자유식
해독 주스 데친 두부 반모 간장 조금	삶은 양배추 닭가슴살 50g 쌈 (스위트칠리 소스)	현미밥 100g 돼지고기 수육 100g 김치 조금 쌈 채소	스테이크덮밥 (현미밥 100g, 구운 소고지, 볶은 양파, 후추, 허브 가루, 스테이크 소스)
스트링 치즈 2개	토마토계란볶음	현미밥 100g 돼지고기 수육 100g 김치 조금 쌈 채소	스테이크덮밥 (현미밥 100g, 구운 소고지, 볶은 양파, 후추, 허브 가루, 스테이크 소스)

* 시간마다 식사를 못 드시는 분에게는 건강 도시락 및 다이어트 도시락을 추천한다.

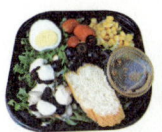 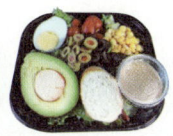 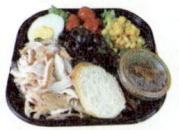 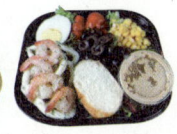 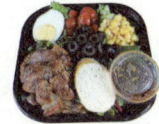

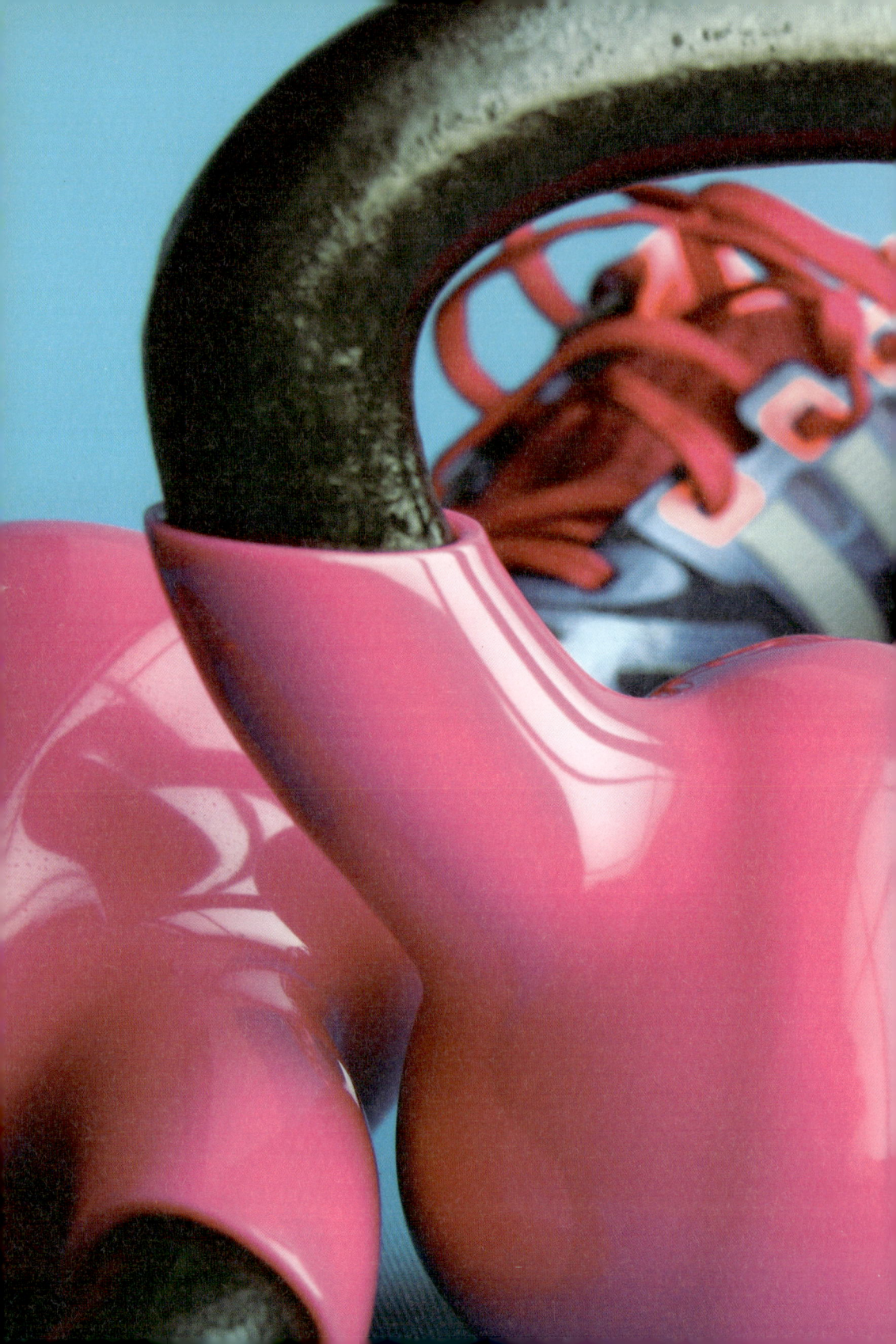

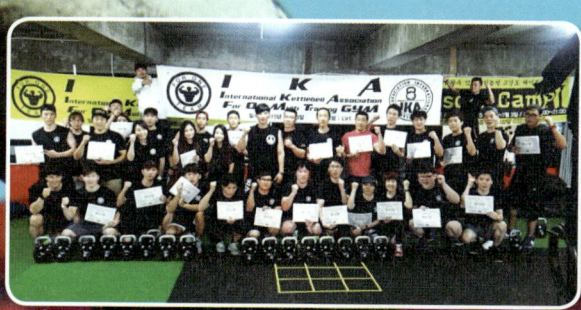

인천
포원멀티짐
케틀벨 세미나

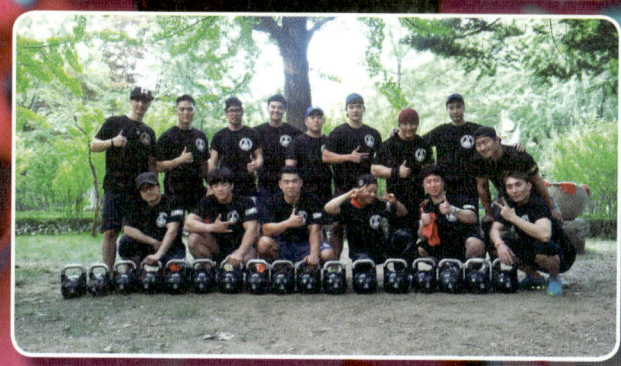

도산공원에서 열린
케틀벨 세미나

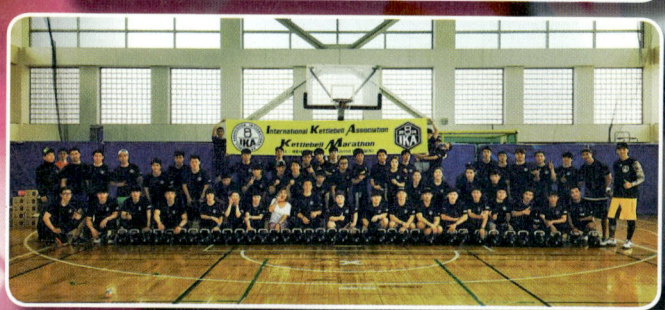

세종대학교
케틀벨 세미나

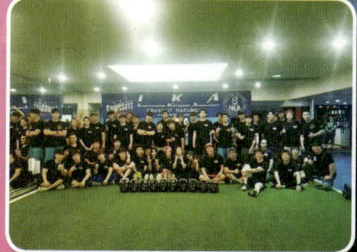

부산 크로스핏짐 케틀벨 세미나

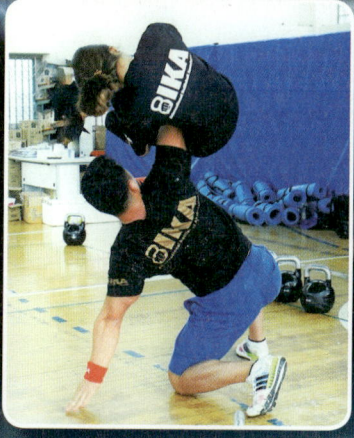

사람을 들고 하는 휴먼 겟업

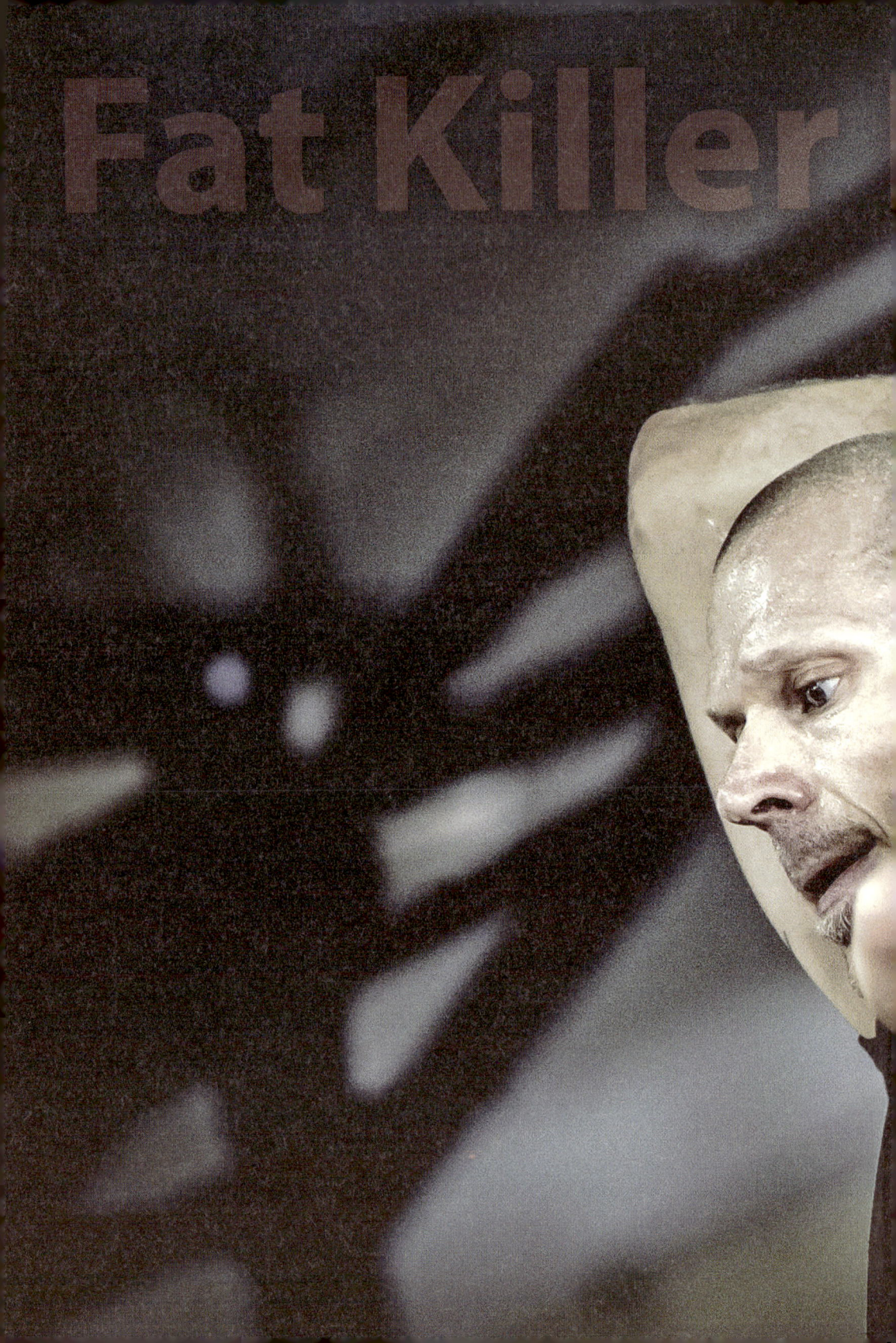

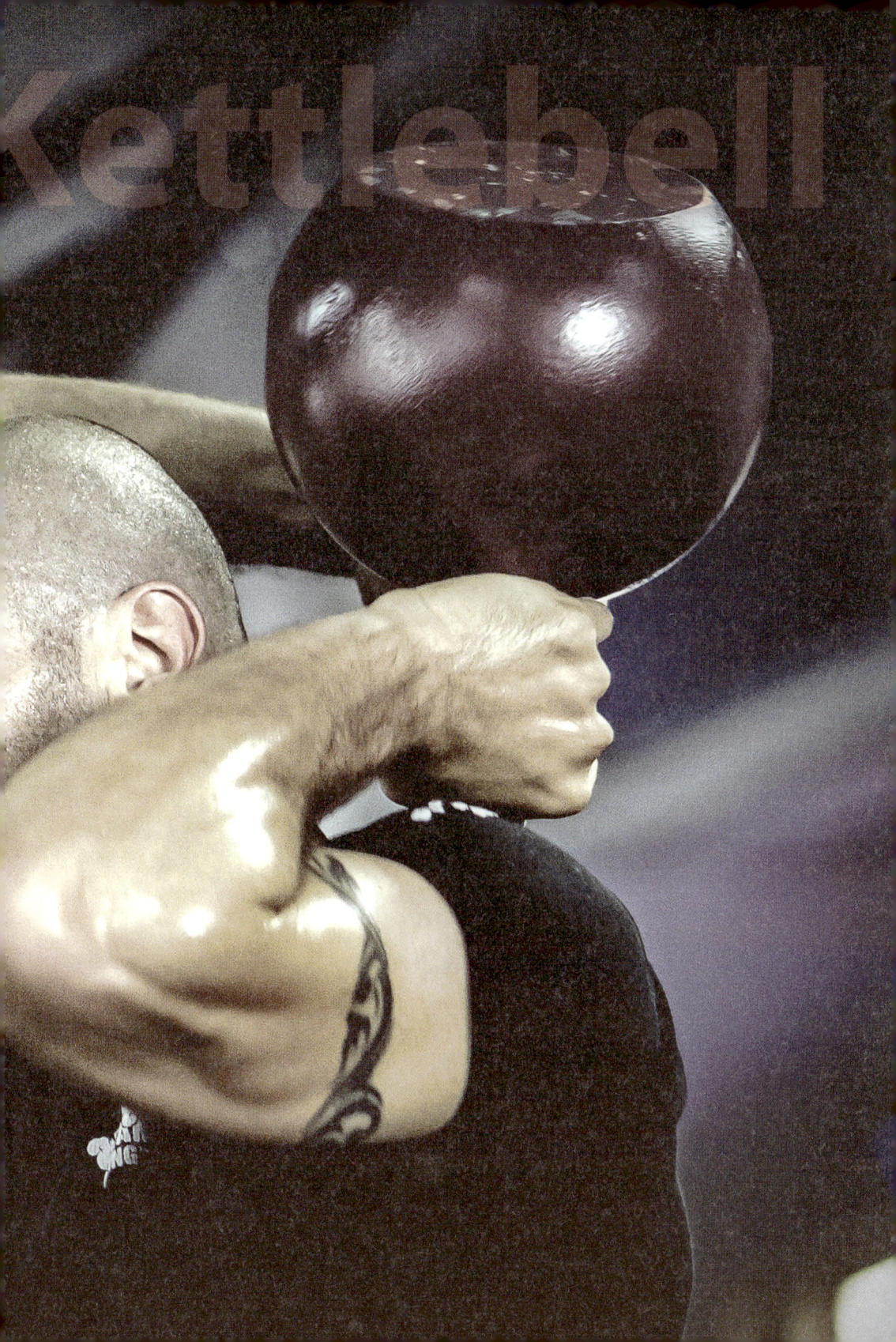

체지방 킬러 **케틀벨**

초판 1쇄 인쇄   2017년 4월 25일
초판 1쇄 발행   2017년 4월 30일

지은이   조승호
펴낸이   金泰奉
펴낸곳   한솜미디어
등록   제5-213호

편집   박창서 김수정
마케팅   김명준
홍보   김태일

주소   ㉾ 05044 서울시 광진구 아차산로 413
             (구의동 243-22)
전화   02)454-0492(代)
팩스   02)454-0493
이메일   hansom@hansom.co.kr
홈페이지 www.hansom.co.kr

값 13,000원
ISBN 978-89-5959-467-2 (03690)

* 잘못 만들어진 책은 구입하신 서점에서 바꿔드립니다.
* 이 책은 아모레퍼시픽의 아리따 글꼴을 사용하여 편집되었습니다.